get it 轻知

闫忠鑫 —— 编著

女性健康手册

抗炎与免疫

U0241773

中国轻工业出版社

图书在版编目（CIP）数据

抗炎与免疫：女性健康手册 / 闫忠鑫编著 . — 北
京：中国轻工业出版社，2023.3
ISBN 978-7-5184-4274-4

Ⅰ . ①抗… Ⅱ . ①闫… Ⅲ . ①妇科病—炎症—
防治—手册 Ⅳ . ①R711.3-62

中国国家版本馆CIP数据核字（2023）第012142号

责任编辑：赵　洁　　责任终审：李建华　　整体设计：锋尚设计
策划编辑：付　佳　　责任校对：宋绿叶　　责任监印：张京华

出版发行：中国轻工业出版社（北京东长安街6号，邮编：100740）
印　　刷：艺堂印刷（天津）有限公司
经　　销：各地新华书店
版　　次：2023年3月第1版第1次印刷
开　　本：710×1000　1/16　印张：12.5
字　　数：200千字
书　　号：ISBN 978-7-5184-4274-4　定价：49.80元
邮购电话：010-65241695
发行电话：010-85119835　传真：85113293
网　　址：http://www.chlip.com.cn
Email：club@chlip.com.cn
如发现图书残缺请与我社邮购联系调换
200466S2X101ZBW

前　言

"十个女人九个炎"，女人一定要懂

做女人真好，可女人也有说不出的烦恼。和男性相比，女性的生理与解剖结构更为特殊。因此，女性生殖系统也是最容易引发健康问题的"多事地带"。

女人如花，也如花朵般脆弱，因此，女人的一生都需要精心呵护。爱美是女人的天性，为了让自己明艳动人，很多人不惜花高昂的价钱买补品，使用价格不菲的护肤品，却忽视了身体内在的调养和护理。

很多成年女性身体状态不佳是由于患有妇科炎症，如外阴炎、阴道炎、宫颈炎、盆腔炎等，都危害着女性的健康。

炎症反复来袭，成了一部分女性逃不掉的梦魇，严重影响女性的生活质量和身心健康。本书结合日常生活中大家最关心的妇科炎症等相关问题，向读者系统地讲解炎症的起因、治疗及生活中需要注意的细节，使饱受炎症困扰的"炎妹妹"早日恢复健康。

目　录

第一篇

重塑基础
认知篇

女性的私密部位像是有一种神奇的魔力，无论何时何地，提及私处器官的名词总会使一些害羞内敛的女性面红耳赤。回想我们在初中学习生理卫生课那会儿，有几个同学不是红着脸、埋着头、不敢正视课本呢？依稀记得生理卫生课老师讲到男性、女性生理结构时，都不在黑板上板书，只简单地说课程内容选修，让大家自己回家看。想一想，如果连老师都觉得性知识羞于启齿，让学生自学，那有多少人能够重视这些知识呢？生理卫生知识的匮乏、健康生活细节的忽视，成为目前妇科炎症如此常见的重要原因之一。在这一章里，我为女性朋友准备了平时最关注却不好意思问的与女性炎症相关的知识和生活细节。让我们真正了解自己的身体，更好地保护自己，远离妇科炎症的困扰。

　　小板凳搬出来，让我们先来严肃地学习一些生理知识吧！

第一章
带你认识自己的"私密部位"

女性外阴即外生殖器，由阴阜、大阴唇、小阴唇、阴蒂、阴道前庭、前庭大腺、阴道口、尿道口、处女膜等构成。

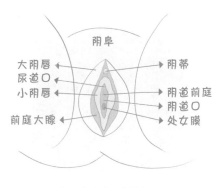

女性外生殖器结构图

1. **阴阜**。耻骨联合前方的皮肤隆起，内有丰富的脂肪。青春期以后，这个部位开始生长阴毛。阴毛的分布呈倒三角形状。每个人的阴毛密度和色泽都有差别。

2. **大阴唇**。邻近两股内侧的一对纵长隆起的皮肤皱襞。起自阴阜，止于会阴。大阴唇的外侧面和皮肤是一样的，有皮脂腺和汗腺。在青春期，这个部位便开始生长卷曲的阴毛，其内侧面的皮肤非常湿润，像黏膜一样。大阴唇皮下组织疏松，皮下脂肪层含有丰富的血管、淋巴管以及神经，一旦受伤，容易内出血，形成血肿。疏松的组织间隙中容易积血，会产生剧烈疼痛。

3. **小阴唇**。一对较薄的皮肤皱襞，位置在大阴唇的内侧。两侧小阴唇可以不对称，表面湿润、微红，不长阴毛，富含丰富的皮脂腺和少量汗腺。神经末梢丰富，非常敏感。

4. **阴蒂**。俗称"小豆豆"，在两侧小阴唇顶端下方，类似于男性阴茎的海绵体组织，是性刺激的敏感地带，在受到性刺激后能充血勃起。阴蒂包括三个部分，前端是阴蒂头，显露于外阴，直径6～8毫米，有丰富的神经末梢，对刺激极灵敏；中间是阴蒂体；后面是两个阴蒂脚，附着于两侧耻骨支。

5. **阴道前庭**。两侧小阴唇之间的菱形区。阴道前庭的前面是阴蒂，后面是阴唇系带。

6. **阴道口及处女膜**。阴道口在尿道口后方的前庭后部。处女膜是位于阴道口的一层半月状或环状的黏膜皱襞，中间有孔。每个人处女膜孔的形状、大小以及膜的厚薄都有差异。若处女膜孔大、弹性好，或者运动破裂及先天缺失都可能导致在初次性行为时没有出血。

7. **前庭大腺**。又叫巴氏腺，位置在大阴唇的后部，约黄豆大小，左右两边各有一个。前庭大腺的腺管细长，其腺管开口于小阴唇与阴道口之间的沟内，正常情况下触摸无法扪及。前庭大腺能够分泌黏液，在性兴奋时起到润滑作用。若是腺管口闭塞，可能会导致囊肿或脓肿现象。

第一节

认识阴道

阴道是女性的性交器官，是月经血排出和胎儿娩出的通道，是连接外阴和子宫的一条线管状肌肉组织。其肌肉内分布着网状微血管，外伤时容易出血和水肿。阴道有较大的伸缩性，性交时会扩张充血。

阴道壁通常是紧闭着的，只有在阴道塞药、置入阴道棉条、性交或者分娩时，才扩张开来。

一、阴道及周围器官的位置

阴道前壁长7～9厘米，后壁长10～12厘米，能在性交时自行伸缩，具有较好的延展性；上端与子宫颈连接。

阴道的前面是膀胱，后面是直肠，四周则由坚韧的骨盆和肌肉保护。

除非阴道受伤或发育不健全，否则阴道不论形状大小都可以进行性交。因此，如果阴道正常，却在进行性交时有困难，必定有心理因素影响。例如，在性交前感到害怕，致使阴道肌肉紧缩，导致痉挛，男方阴茎无法插入。

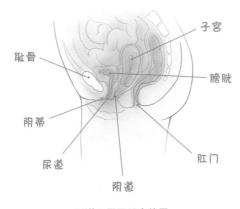

阴道及周围器官位置

二、健康的阴道有自洁能力

女性阴道的生理结构虽然比较复杂，却有一套自己的生态系统，不仅具有完善的自然防御功能，能有效防止各种细菌的入侵，而且还有很强的自洁能力，即便细菌入侵，也能及时自我调整，最大程度减少炎症的发生。

阴道是一个微型的生态系统，健康女性阴道内有大量的乳酸杆菌，菌群和数量会随着雌激素的周期变化而变化。女性进入青春期后，雌激素水平上升，阴道壁上皮增厚，上皮内的糖原更加丰富，糖原为阴道内菌群提供能量，阴道内大量的乳酸杆菌将阴道内的糖原分解成乳酸，使阴道内部的环境呈现酸性。除此之外，阴道内还会产生其他抗菌物质杀死细菌。

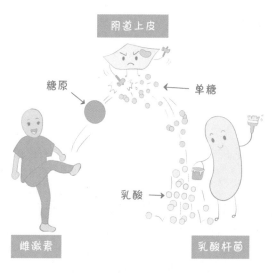

乳酸杆菌清除阴道内的细菌

一般情况下，成年女性的阴道内是弱酸性环境，pH值在3.8～4.5。外阴的pH值在5左右。随着女性进入更年期，雌激素大量减少，阴道内的乳酸杆菌也随之减少，pH值上升到6以上。由于女性激素分泌量减少，阴道的自净作用也随之下降，抵抗力明显降低，更容易受到感染。

三、阴道怎样管好自己的"一亩三分地"

在维持阴道生态平衡的过程当中，雌激素、乳酸杆菌以及阴道的pH值都发挥着重要的作用。在正常的阴道菌群中，乳酸杆菌是优势菌，能使阴道保持在弱酸性环境，它还能产生过氧化氢，与另外一些抗微生物因子共同有效抑制细菌。如果这种阴道生态平衡被打破，或者有外源病原体入侵，便容易引发阴道炎症。

女性绝经后，血液中的雌激素水平明显下降。频繁的性交、过度的阴道冲洗，都会导致阴道的pH值升高，十分不利于乳酸杆菌的生长。除此之外，长期使用抗生素也会对乳酸杆菌的生长产生抑制作用。当身体免疫力低下时，会使另外的一些致病菌成为优势菌，从而引发阴道炎症。

第二节
认识子宫

从青春期到更年期，子宫内膜受卵巢激素的影响，发生着周期性的更新，内膜脱落产生月经。性交时，子宫是精子通过输卵管通道与卵子结合受精后的终点站。同时，子宫也是孕期胎儿发育生长的地方，当女性分娩时，子宫通过收缩把胎儿及其附属物娩出。

一、子宫的结构

子宫的形状像梨子，是由肌肉组成的中间呈空腔状的器官，宫腔正常情况下容量5毫升，子宫腔内有一层子宫内膜，青春期至绝经前女性的子宫内膜会发生周期性的变化而脱落，伴有出血，即月经来潮。

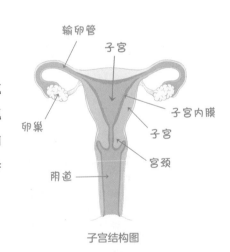

子宫结构图

二、子宫的功能

子宫是产生月经和孕育胎儿的器官，还参与内分泌，对人体有一定的保护功能，帮女性的身体抵御细菌侵犯，维持身体的内分泌平衡以及保护卵巢。

1. **月经功能。** 每月一次的月经来潮是女性健康的标志，也是女性新陈代谢的重要组成部分，具有促进女性造血系统更新、子宫内膜更新等作用。

2. **生育功能。** 生育是子宫的重要功能，可以帮人类完成繁殖、延续。

3. **内分泌功能。** 子宫除为双侧卵巢提供50%～70%的血液来维持卵巢功能外，本身还分泌许多激素，如前列腺素、催乳素、胰岛素生长因子、松弛素、上皮生长因子、内皮素、细胞因子及酶等，参与女性的内分泌功能，虽然不是起主导作用，但可以维持内分泌平衡，防止内分泌紊乱引起其他疾病发生。

4. **免疫功能。** 子宫在维持全身免疫功能方面可以起到一定的作用。

5. **保护卵巢功能。** 子宫具有保护卵巢的功能，能保证卵巢供血充足，使血液循环正常，保障卵巢的内分泌功能。

第三节

认识卵巢

成年女性，无论是未婚还是已婚，都应该定期接受妇科检查，了解子宫、卵巢、输卵管的健康状态。很多女性认为子宫是判断身体年轻与否的标志性器官，能不能正常来月经是衡量衰老的关键。其实不然！卵巢才是真正的"大Boss"。女性的状态是否年轻和卵巢的状态密不可分。卵巢是女性最重要的生殖器官，肩负着发育第二性征、孕育下一代的关键任务，因此，了解它、保护它很重要。

一、卵巢的结构

卵巢呈扁椭圆形，位于子宫的后上外侧，左右各一个，共有两个，子宫与两个卵巢之间以卵巢固有韧带相连。卵巢外侧通过盆骨漏斗韧带和骨盆壁相连。

卵巢表面没有腹膜覆盖，是生发层上皮组织。卵巢的结构分为外层的皮质和内层的髓质，皮质是卵巢的主体，里面由各级发育的卵泡、黄体和退化后的残余结构及间质组织组成；髓质里为疏松的结缔组织和丰富的血管、神经、淋巴管等。

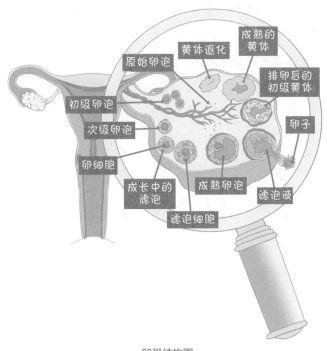

卵巢结构图

随着年龄变化，卵巢的大小和形状也会相应发生改变。在青春期，卵巢的表面非常光滑；卵巢发育成熟后，开始排卵，表面不再光滑，凹凸不平。成年女性的卵巢如橄榄般大小，约4厘米×3厘米×1厘米，重5～6克，颜色是灰白色；绝经后，卵巢逐渐萎缩，然后变小、变硬。

二、卵巢的功能

卵巢是女性的性腺，主要功能就是排卵和分泌性激素。排卵后，卵子与精子结合后成为受精卵，就完成了新生命的起源。

此外，卵巢的内分泌功能对女性也非常重要。卵巢主要分泌甾体类激素，如雌激素、孕激素和少量雄激素，还能分泌多肽激素、细胞因子和生长因子。其中最重要的是雌激素，它能维持女性乳腺和外阴等第二性征的发育，还能协同孕激素共同维持月经周期，为胚胎发育提供原始动力。不仅如此，雌激素还参与机体代谢功能，维持和促进骨质的吸收代谢、胆固醇的循环等。可以说，卵巢是女性的第一命门。

第四节

认识输卵管

输卵管是一对细长、弯曲的肌性管道，全长8~14厘米。输卵管为精子和卵子提供"约会"的场所，同时也会把受精卵运送到子宫。

从结构上来看，输卵管位于子宫两侧，是连接子宫与卵巢的通道，分为四

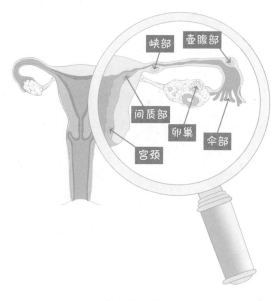

输卵管结构图

个部分：间质部、峡部、壶腹部和伞部。其中伞部最为特殊，有许多指状凸起，像一个小手，在卵巢门口徘徊，一旦发现卵子，就会把它摸走，送进输卵管。

输卵管壁由平滑肌组成，在平滑肌的作用下，输卵管会蠕动起来。输卵管腔内布满纤毛，它们向着子宫方向摆动。卵子和迎面而来的精子结合后形成受精卵，在纤毛的摆动和输卵管壁的蠕动下，慢慢向子宫移动。最后进入子宫，黏附着床，就完成怀孕啦！

第五节
认识乳房

乳房是女性美和健康的重要标志。女性的乳房在青春期后开始发育成熟；在怀孕期雌孕激素水平升高，会使乳腺腺管、腺泡增生肥大；哺乳期在催乳素的作用下，乳房会分泌乳汁；在停止哺乳后或绝经期激素水平下降时，乳房会有一定程度的自然萎缩，随之变小、变垂。

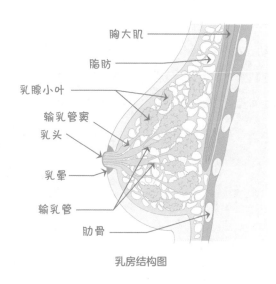

胸大肌
脂肪
乳腺小叶
输乳管窦
乳头
乳晕
输乳管
肋骨

乳房结构图

一、乳房的结构

乳房在第二至第六肋骨间，内界为胸骨旁线，外界为腋前线。整个乳房的形状呈半球状或小圆锥状，丰满、匀称、柔韧，极富弹性。

乳房由皮肤、纤维组织、脂肪组织、乳腺构成。脂肪组织主要位于皮下。纤维组织主要包绕乳腺，但不形成完整的囊。成年女性的乳房呈半球形，乳头呈圆柱形，中央部分的皮肤呈淡红色，周围的皮脂腺称乳晕。乳房内部主要由15～20个腺体（乳腺）小叶和脂肪组织构成。腺体呈辐射状排列，其输乳管朝向乳晕，开口于乳头。女性乳房的丰满程度与内部的脂肪组织多少有关，而与腺体的数量、大小关系并不大。

二、乳房的功能

1. **哺乳**。哺乳是乳房最基本的生理功能，乳腺的发育成熟都是为哺乳活动做准备。产后，在大量泌乳激素的作用以及婴儿的吸吮刺激下，乳房排出乳汁，供哺乳之用。

2. **第二性征**。乳房是女性第二性征的重要标志，也是最早出现的第二性征，亦是女性青春期开始的标志。乳房被视为女性形体的重要组成部分，拥有丰满对称、外形漂亮的乳房是女性健康的标志。

3. **参与性活动**。在性活动中，乳房是女性除生殖器以外最敏感的器官，在男性触摸爱抚的刺激下，乳头会勃起，乳房表面静脉充血，乳房体积变大并出现性红晕，使性体验更加愉快。因此，乳房在性活动中具有重要作用。

第二章
迈出误区，远离妇科炎症

妇科炎症是女性常见疾病，尤其高发于中青年女性群体，在妇科门诊中几乎70%的女性是因为妇科炎症而就诊。

在面对如此庞大的患者群体时，医生每天因为大量重复性的劳动，往往无法去详细解释，对于妇科炎症这种最基础、最常见的疾病，不少医生认为，大家都已经了解，无须过多解释。这就使得不少女性朋友在妇科就诊后仍然存有疑问。随着网络的发达，人们开始在互联网上搜索各种相关疾病，映入眼帘的答案也是五花八门，更有非正规医疗机构为了获得高额利润营造令人焦虑的气氛，促使患者进行过度检查和治疗。

其实，作为女性，有妇科方面的问题，本就是很寻常的事情。完全可以把它当作感冒、发烧一样，以平常心态去看诊即可。

那些不了解妇科炎症的女性，可以研读一下本章的内容，会对妇科炎症有一个更深刻的认识。当我们真正了解妇科炎症，便能无惑、无忧、无惧，以正确、积极的态度去面对它。

什么是妇科炎症？它咋就那么偏爱你

什么是妇科？每当有女性朋友被问到这个问题，很多人会指着自己的屁股和小腹部，回答我"这就是妇科"。错！人的泌尿系统和消化系统的部分器官也在这部分区域，但是它们都不属于妇科范畴！妇科指的是与女性生殖器官相关的科别。女性生殖系统包括内生殖器和外生殖器两大部分。女性外生殖器，又叫外阴，指的是生殖器官中的外露部分，包括两股内侧，从耻骨联合到会阴之间的区域。女性内生殖器包括阴道、子宫、输卵管以及卵巢。

妇科炎症主要指的是女性生殖器官的炎症，常见的有盆腔炎、附件炎、阴道炎、宫颈炎、外阴炎、子宫内膜炎，一些性传播疾病也属于妇科炎症范畴。

一、女性易患炎症的生理因素

女性外阴部位的皮肤非常娇嫩，且汗腺丰富，加上皱褶非常多，导致透气性很差，因此很容易被病菌攻击。

女性的生殖器与腹腔和外界相通，病菌容易由阴道长驱直入，进入子宫。阴道口与尿道口、肛门的位置非常近，很容易受到尿液、粪便的污染，从而滋生各种病菌引发妇科炎症。

在正常情况下，阴道内的乳酸杆菌能分解糖原，产生乳酸使阴道维持在弱酸性环境，抑制其他病菌的滋生。然而，在女性身体抵抗力下降或者阴道局部微环境变化时，阴道的抵抗病菌能力会下降，很多病原体便乘虚而入、大量繁殖，攻击女性的生殖系统。

此外，月经、妊娠、性生活、手术等因素易使多种病原体潜藏在女性子宫颈内膜褶皱以及腺体中，为妇科炎症的产生埋下隐患。

二、女性易患炎症的生活因素

很多女性在经期使用劣质的卫生巾，或者没有及时更换卫生巾，导致滋生大量细菌，更有甚者在经期未清洁的状态下进行性生活。

有些女性在进行宫腔手术时，未选择正规的医院，医疗器械在使用前没有进行严格消毒，使细菌在宫腔内滋生引发感染。

女性的外阴以及阴道黏膜是女性参与性活动的重要器官，在性生活时局部组织可能会摩擦受损，使其他病原体通过性交形式交叉感染。

另外，各种妇科手术（如人流、分娩等）也会损伤宫颈及阴道，使阴道防御力下降而引发妇科炎症。

性生活不洁或者性生活过于频繁，也是生殖系统炎症的重要发病原因。

经常冲洗阴道内，会破坏阴道微环境，降低阴道防御力，易因菌群紊乱引发妇科炎症。

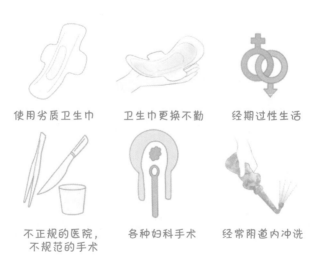

使用劣质卫生巾　　卫生巾更换不勤　　经期过性生活

不正规的医院，　　各种妇科手术　　经常阴道内冲洗
不规范的手术

女性易患炎症的生活因素

哪些生活方式容易诱发妇科炎症

妇科炎症其实是一种生活方式病。现在的社会节奏快，工作压力大，很多女性迫于生活的压力，饮食不规律，身体缺乏锻炼，经常熬夜，导致生物钟被打乱，身体抵抗力下降，使得女性生殖系统的防御能力下降，即便很多女性特别注意个人卫生，仍然有可能遭到各种炎症的侵袭。

一、熬夜工作

熬夜会使人体生物钟被严重打乱，不仅会导致体内激素紊乱，还会影响阴道内益生菌的功能和状态，导致阴道抵御病原体的能力下降，给细菌趁虚而入的机会，从而引发妇科炎症。

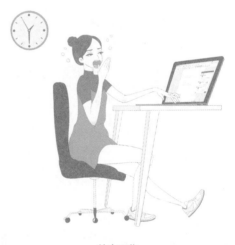

熬夜工作

二、长期久坐

长期久坐会使外阴部透气不良，血液循环不畅，潮湿闷热的环境易使外阴部发生感染引发炎症。

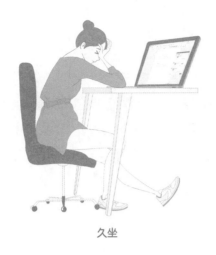

久坐

三、清洁方法不当

很多人习惯在清洗阴道时使用碱性肥皂或洗液，认为只用清水洗外阴达不到清洁效果，一定要用洗液清洗阴道内，甚至用手指或毛巾来清洁内部，其实这样会严重破坏阴道的菌群环境，引起阴道菌群失调，抵抗力减弱，并容易将病原体带入阴道内引起感染。

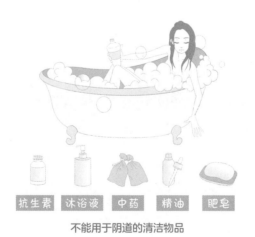

抗生素　沐浴液　中药　精油　肥皂

不能用于阴道的清洁物品

四、长期使用护垫

阴道分泌物会弄脏内裤，很多女性朋友因为懒得洗内裤或者对卫生有更高要求，长期使用护垫，以此避免分泌物滞留在内裤上。但其实这种潮湿、闷热、不透气的环境正是细菌繁殖的温床，为妇科炎症埋下了隐患。所以，像护垫这种卫生用品，更适合在月经期量少的时候使用，并且要选择正规厂家的产品，不要在日常生活中天天使用。

五、长期穿丁字裤

丁字裤可以将女性蜜桃臀的美表现得淋漓尽致，但是，长时间穿着丁字裤会使其和会阴处娇嫩的皮肤黏膜发生持续摩擦，导致外阴阴道上皮和黏膜屏障破损，致病菌更容易侵入人体。此外，肛周黏膜和血管也会受到丁字裤的压迫，从而影响肛周健康。所以，丁字裤小穿怡情、长穿伤身哦！

第三节

身体是怎样防御炎症的

人体像一台精密的机器，在遭遇"外敌"侵犯的时候，设立重重关卡，帮助我们抵御病原体的侵害。

第一道防线：阴唇遮挡

阴唇是女性私密部位的两道天然屏障。一般情况下，阴道外的大小阴唇都是自然闭合的，能够遮盖尿道口以及阴道口，使细菌无法进入，从而保障泌尿系统以及女性生殖系统的安全。

第二道防线：阴道酸碱度

身体分泌的雌激素可以使阴道上皮细胞增厚，同时阴道壁上皮细胞不断更新，可以防止有害病菌入侵。更重要的是，阴道上皮细胞内富含糖原，阴道内的乳酸杆菌可以将这些糖原代谢分解成乳酸，从而使阴道维持在弱酸性环境，使各种适应碱性环境的病菌无法生长。

第三道防线：宫颈黏液栓

宫颈黏膜的腺体能够分泌出大量的碱性黏液，形成黏液栓堵塞宫颈管，将子宫颈和外部环境隔离，起到保护子宫颈的作用，使得细菌难以入侵。宫颈黏液栓能够防止细菌上行感染，对生殖系统起到防护作用。

第四道防线：子宫内膜剥脱

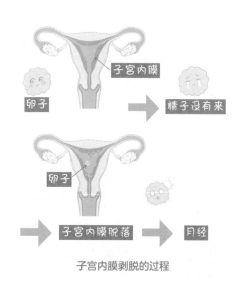

子宫内膜剥脱的过程

一些生命力顽强的病原体会想方设法进入子宫腔，对子宫进行攻击和破坏。子宫本身有很强的自我保护功能。在性激素周期性变化的作用下，子宫内膜会在月经结束后逐渐长厚，呈增生状态，而卵巢在排卵之后会形成黄体，黄体分泌的孕激素、雌激素作用在子宫内膜上，促使子宫内膜继续增厚，腺体更细长、更弯曲，出现分泌现象。排卵后如果没有受孕，卵巢的黄体逐渐退化，雌激素、孕激素分泌减少，内膜中前列腺素的合成活化，会促使子宫收缩，内膜下的血管持续痉挛、血流减少，出现缺血性坏死，子宫内膜脱落后与血液混合排出，形成月经。月经能够将附着在子宫内膜表层上的病原体一起带走，是机体自身的"大扫除"。

关于妇科炎症的认知有哪些误区

经确诊患了妇科炎症的患者，遵医嘱进行治疗，是可以被治愈的。但前提是要对妇科炎症有正确的认知，然后采取正确科学有效的措施。

一些对妇科炎症存在认识误区的女性，由于没有采取正确的应对措施，导致妇科炎症不能得到有效控制，有些错误的操作甚至会适得其反，使症状更加严重，这是非常危险的。

那么，我们比较容易产生哪些误区呢？

误区一：对意外怀孕和人工流产无惧无畏

"不就做个人流嘛，没什么了不起的！"

不少小情侣认为意外怀孕只是出了一点小意外，解决也很简单，三分钟、无痛、睡一觉就结束了。随着社会意识形态趋于开放，女性初次性生活的年龄明显提前，不少小姑娘还未成年时就在懂懂状态下发生了第一次性关系。很多人还不采取避孕措施，完全无视意外怀孕对身体造成的伤害。在她们的认知里，流产就像感冒、发热、拉肚子一样，简单吃个药把孩子流掉就可以了，不行就做广告上宣传的"三分钟无痛梦幻微创人流"。

其实人流远没有她们想的那么简单，不少人都栽在了以下四大关卡上。

第一关：孕期阴道炎。不少女性发

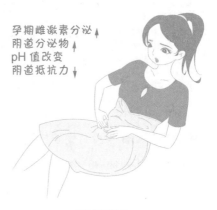

孕期是阴道炎高发期

孕期雌激素分泌 ↑
阴道分泌物 ↑
pH 值改变
阴道抵抗力 ↓

孕期阴道炎

现怀孕后，阴道分泌物多了，很容易出现异味和瘙痒。这是因为孕期雌激素分泌增多，导致分泌物增多，阴道pH值改变，使阴道抵抗力减退，致病菌更容易繁殖诱发炎症。

第二关：**手术感染**。手术会打通阴道与宫腔的通道，因此在急性生殖道炎症期间，不能进行人流手术。同时，对于手术医疗机构的选择至关重要。如果用未经严格消毒灭菌的器械做流产手术，相当于给受损的内膜全面播种病原体，很可能引起更严重的感染。

第三关：**手术意外**。随着超声引导和宫腔内可视技术的应用，子宫穿孔和人流不全的风险已经大大降低了。但是部分女性还是会因为子宫倾曲角度大、医生经验不足等原因发生子宫穿孔。穿孔后可因存在负压，将盆腔内的肠管及大网膜吸入其中，拉回子宫肌层，引起嵌顿，产生急性腹痛甚至肠瘘、感染性休克等。若未经严格消毒器械或经过阴道感染区的器械，自穿孔处进入盆腹腔，亦可导致盆腔炎的发生。我们医院重症ICU曾经住过一位急性盆腔炎加重演变成败血症的患者，就是因为没有认识到人流的危害，私自跑到黑诊所做了一次人流……

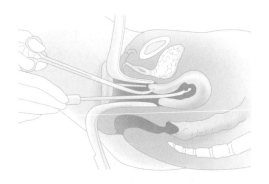

人流可能发生手术感染和手术意外

第四关：**术后未禁欲**。基于人流后的关爱要求，医生都会要求患者人流后在下次月经前应严格禁欲，不要同房。可时常有女性不听劝告忍不住同房，还没有进行避孕，在创面未完全恢复时再次意外怀孕。这其实对健康危害很大，每个女性都要懂得保护自己。

误区二：过度清洁

　　勤洗勤换是女性私处护理最基础的要求，但是不可矫枉过正。一些特别爱干净的女性，一旦感到阴部不够干爽舒服，就买来各种洗液、护理液冲洗阴道，有的女性甚至天天冲洗阴道，但仍然觉得阴道干干的、很刺痛、痒痒的。

　　其实，健康女性的阴道和肠道、口腔一样，并不是无菌环境。平时有数十种细菌共同维持阴道的微生态系统，阴道乳酸杆菌就是其中的"卫士"之一，它可以将阴道细胞内的糖原分解成乳酸，使阴道维持在弱酸性环境，这种pH值并不适合其他致病菌滋生，对其他菌种甚至会产生强烈的抑制作用。

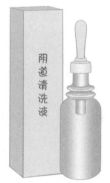

　　如果用洗液将阴道内起保护作用的细菌全都消灭了，破坏了这种酸性环境，阴道的自我保护能力就会下降，比阴道乳酸杆菌活力更强、侵袭力更强的致病菌就会大量繁殖，从而引发妇科炎症。

　　阴道上皮的一层黏液其实是保护阴道壁的，千万不要闲来手痒做一些画蛇添足的事情。

过度清洁

误区三：滥用抗生素

　　"家中常备抗生素，头疼脑热来几颗"，想必很多老百姓都是这样做的，他们觉得跑医院又麻烦又贵，将抗生素当成保健药，长期使用。滥用抗生素不仅会使致病菌产生耐药性，还会破坏肠道、阴道菌群间的关系，对抗炎无益。

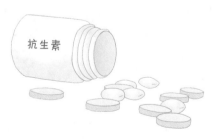

滥用抗生素

误区四：不正规的治疗

很多女性出现外阴瘙痒、阴道分泌物增多，或者腰部疼痛以及下腹坠胀等症状，会先想到自己去药店买药，甚至在非正规医疗机构就诊。我的同事也曾告诉我，她平时也会自己买栓剂，不舒服就塞一粒，好转了就不再用了。连医务人员自己都没有进行正规治疗，老百姓就更不好说了。出现症状一定要去正规医疗机构就诊，有针对性地用药，并遵医嘱足量、足疗程。

误区五：只管自己，不管伴侣

按理说妇科炎症是女性自己的问题，所以很多人反复发生炎症，从来没有往伴侣身上想，但其实很多以妇科炎症为表现形式的疾病很可能是性传播疾病，治疗时需要和性伴侣共同治疗。在门诊经常碰到忽视双方同治的女性，其结果导致反复用药却始终达不到治愈标准，不仅耗时、耗力，还可能引发更严重的后果。

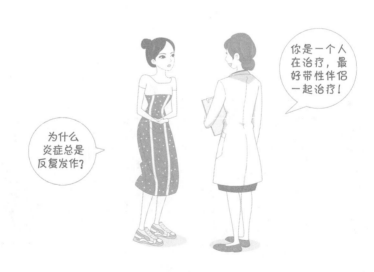

伴侣不同治

第五节

怎样通过观察白带，了解健康状况

一、白带到底是什么

白带是阴道分泌物的俗称，成年女性都会分泌白带。它由阴道黏膜渗出物、宫颈腺体及子宫内膜的分泌物混合而成，内含阴道上皮脱落细胞、白细胞、糖原、阴道乳酸杆菌等。正常的白带清稀稍黏，淡白色，无明显气味，在排卵期、性兴奋期明显增多，是一种不可缺少的保护女性生殖器和协调性生活的体液。

女性的阴道每天都会产生分泌物，随着月经周期的变化，阴道分泌物会出现不同的变化。周期要从月经初潮的第一天开始计算，月经期要将正常的分泌物和经血区分开来相当困难。

月经结束后，女性会明显感觉阴道非常干燥，内裤上也看不到分泌物的痕迹。但是，从内裤上看不到痕迹并不意味着阴道没有分泌物，阴道还是会以内壁脱屑和分泌物渗出等方式，使阴道保持湿润。

随着卵泡的发育，雌激素增加，在接近排卵期的时候，宫颈黏液会增多且变稀薄，像蛋清或呈淡淡的白色，常常会打湿内裤。

排卵后，分泌物减少，拉丝度降低，在水分浓缩后，分泌物可呈淡淡的黄色，部分可呈块状。有人看到分泌物黄色略呈块状，

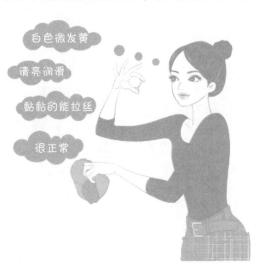

白色微发黄

清亮润滑

黏黏的能拉丝

很正常

经常查看内裤上的分泌物

可能会以为自己得了妇科炎症。其实如果没有瘙痒，也没有什么特殊气味，这种分泌物也属于正常分泌物。

一般来说，阴道分泌物的量以及分泌物的性状跟每个人的身体状况有关，没有统一的评价标准。

二、不同的白带会给我们什么样的提示

白带是女性健康的晴雨表，若出现白带异常，比如颜色、性状、数量、气味等发生变化，则提示身体可能有妇科炎症。

1. 透明而量多的白带

白带呈透明状，像清水一样，量很大，时常将内裤浸湿。如果非排卵期出现白带量异常增多，不管伴不伴有瘙痒症状，都提示可能存在阴道炎症，需要去医院做相关检查。

2. 白色黏液性白带

这种白带表面看起来和正常白带非常相似，唯一不同之处在于，这种白带量非常大，是比较黏稠的白色黏液。一般来讲，女性在使用含有雌激素的药物之后或盆腔充血时，很容易出现这种白带。如果无明显临床症状，不需要用药。

3. 豆腐渣样白带

这种白带是霉菌性阴道炎特有的表现。出现这种白带的女性，往往会伴有奇痒难忍的症状。外阴和阴道壁时常有白膜样分泌物附着，不能轻易被擦掉。擦拭后会露出红肿黏膜面，出现较为强烈的烧灼样疼痛感，而且时常伴有尿频、尿痛等尿路刺激症状。

4. 血性白带

血性白带需排除内分泌异常导致的阴道出血，还需排查一些恶性肿瘤，比如宫颈癌、子宫内膜癌、阴道肿瘤等。有时宫颈息肉、子宫内膜炎或是宫内节育器也会导致这种白带的产生。出现血性白带时，不主张自行观察，要及时就医，让医生判断血性分泌物的来源。

5. 有臭味且泡沫状白带

这种白带呈白色、黄色、黄绿色的泡沫状外观，同时合并有浓浓的腥臭味，提示可能存在细菌或者滴虫感染。泡沫状白带最常见于滴虫性阴道炎，需要到医院检查白带常规明确是否存在阴道毛滴虫。女性感染滴虫性阴道炎后，除了白带外观的改变，还会出现阴道烧灼感、疼痛、性交痛，抓挠后常引起外阴炎，局部会充血、肿胀等。

6. 黄色白带

如果出现淡黄色黏液性的白带，提示可能有阴道的细菌感染，也可能患有慢性宫颈炎等情况，因此这种淡黄色黏液性白带需要引起警惕。若这种白带慢慢从黄色黏液状转变为黄色脓性，则提示炎症恶化，不及时治疗容易上行感染导致子宫内膜炎或是急性盆腔炎。因此，一旦发现这种白带，要立即就医治疗。

7. 汤水样白带

这种白带呈黄色水样或是洗肉水样，有时候像米汤一样，还有一股浓浓的恶臭味。这种白带常见于子宫颈癌、子宫内膜癌、输卵管癌，有时也见于子宫黏膜下肌瘤、宫颈息肉合并感染。这种白带并不是保守观察的症状，一旦出现要早日到医院进一步明确是否有恶性病变。

下腹痛就是有炎症吗

下腹痛不一定都是炎症，还可能有其他诱发因素。和妇科腹痛相关的有急慢性盆腔炎、子宫腺肌病、子宫肌瘤变性，以及卵巢囊肿破裂、卵巢肿瘤蒂扭转、黄体破裂、异位妊娠等。除此之外，一些内外科疾病也会引起剧烈的腹痛，比如尿路结石、阑尾炎、胃肠道炎症等。

现在，很多女性既要照顾家庭又要做好工作，压力大，常常感觉力不从心。有时候，身体上出现了一些小疼痛，觉得忍忍就没事了。其实，这是身体在向我们拉响警报，一定要重视。

以下四种疼痛特别常见，女性朋友一定要尤为注意。

一、腰酸背痛疑似疾病：盆腔炎

出现腰酸背痛的可能性很多，排除外科的尿路结石，骨科的腰肌劳损、椎间盘突出、缺钙骨质疏松等情况之后，与妇科最相关性的是慢性盆腔炎和盆腔长了包块引起的压迫症状。

盆腔炎发病率非常高，很多女性在炎症发作时会感觉到下腹部隐约不适，有下坠、酸胀或疼痛感，虽然不剧烈，但也无法忽视。在没有从事体力劳动的情况下，身体仍然觉得很疲惫，影响睡眠和心情。慢性盆腔炎急性发作时还可能出现发热、头痛、乏力、白带量突然增加，下腹部按压时疼痛更加剧烈，尿痛及肛门有坠胀感。

出现以上症状时，患有盆腔炎的概率就非常大。所以，女性如果经常腰酸背痛并合并有以上症状，建议做全面妇科检查，看看有没有得盆腔炎。

二、下腹坠痛疑似疾病：盆腔内肿瘤

盆腔内肿瘤在初期很小时，没有对脏器形成明显的压迫，自我感觉并不明显。随着肿块长大，会对局部脏器神经血管产生拉伸或压迫，患者会感觉下腹坠胀、腰背疼痛。

很多女性往往会认为是消化不良或者过于疲累所致，但是下腹坠胀、腰背疼痛也可能是子宫肌瘤、卵巢肿瘤等的主要症状。

对于健康的成年女性，每年的定期体检非常必要，有助于及时发现问题。其中妇科彩超检查是目前应用范围广泛、诊断效率高且花销小的一项检查，是妇科体检不可或缺的项目。

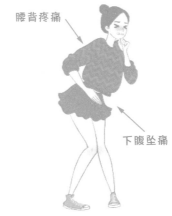

腰背疼痛

下腹坠痛

下腹坠痛伴腰酸背痛疑似盆腔内肿瘤

三、同房疼痛疑似疾病：黄体破裂

同房疼痛可能有较多原因，阴道炎、盆腔炎或者盆腔深处内膜异位症结节等都可能会引发同房的疼痛。当性交姿势不当或者动作过于剧烈时，也可能通过神经传导至腰骶部，引发腹部及腰骶部不适。

同房疼痛最严重的并发症当属卵巢黄体破裂，破裂后会引发腹腔内出血，且破裂口处出血速度很快，若就诊不及时，可有大量循环中的血液进入腹腔，导致低血容量休克甚至危及生命。

值得注意的是，卵巢黄体是正常的生理结构，它出现在月经周期中的排卵之后，也就是形成于下次月经前的2周内。排卵后的黄体在子宫没有受孕的情况下，变成月经黄体，外观呈深黄色，周围有血流分布。

同房时黄体被猛烈撞击，或者在腹腔压力骤然改变时，可能会发生黄体破裂及急性腹痛。这种疼痛十分剧烈、持续且无间歇期。很多人合并有腹腔内大量出血，血液刺激盆腹腔、腹膜及膈肌，会出现胸腹膜刺激征，除疼痛外，还会恶心、呕吐、头晕。如果说"想念是会呼吸的痛"，那黄体破裂就是让人窒息的痛。

因此，同房之后出现的任何腹痛都不能忍，也不要兀自观察等待好转，以免延误了就诊时机，一定要及时到医院看医生。

四、继发痛经疑似疾病：子宫内膜异位症

以前从来不痛经，不知从何时起，开始出现每次经期腹痛难忍，并且随着时间的推移疼痛越来越严重。对于这种疼痛，往往不考虑是妇科炎症引起的腹痛。

这种月经期疼痛叫作继发性痛经，可能有很多原因导致，但它是子宫内膜异位症最典型的症状。子宫内膜异位症，顾名思义，就是内膜长在了子宫内膜层以外的地方，比如植入到更深的子宫肌层，可它也是具有激素敏感性的内膜，每次来月经，长在肌层的内膜也要配合。这就使得每次月经时，宫腔内的血液可以经过阴道流出体外，但是在子宫肌层的异位内膜出血没有引流通道，流不出去的血只好在局部淤积，使得肌层张力增加，血液侵入肌层，破坏更多的子宫肌层细胞，淤积并集结成肌腺瘤，与周边健康组织没有明显的边界。

有些子宫内膜异位症患者还同时出现月经量过多、经期过长，同房疼痛、肛门坠胀等症状。部分人还可能会引起输卵管粘连、堵塞，对子宫内环境的影响会进一步影响生育功能。

第三章
私处皮肤娇嫩，爱护要讲科学

妇科炎症是每个女性都可能要面对的问题，生活中稍不注意就有可能中招。很多被炎症折磨的患者，常常带着一脸无辜来问我："医生，我很爱干净的，平时很注意，每天大小便后都洗得很勤，为什么还会有炎症呢？我到底应该怎么做才能让炎症不要再困扰我呢？"

其实，妇科炎症和女性的生活方式、身体素质、生活习惯以及心情都有很大关系。平时很爱干净，但有时选择的方式不一定科学。从女性的生理结构来看，阴道是一个开放性器官，阴道口距离尿道口、肛门较近，容易被尿和粪便污染，稍不留神，不但容易滋生细菌甚至还可能上行感染子宫。

日常生活中，要注意无论大便还是小便，都要做到便前便后洗手，选择合格干净的卫生用品，便后从前向后擦拭，力度适中，不要将皮肤黏膜擦破。

第一节
如何科学选择女性卫生用品

不少女孩的月经并不会平稳顺利地来潮，往往伴有腹痛、乏力，严重者还伴有恶心、呕吐。这个时期的身心状态都受到月经的明显影响，阴道内pH值改变，生殖器官的抵抗力比平时脆弱许多。这个时候，经期用品的清洁卫生是非常关键的，若使用不合标准的卫生巾或更换不及时，很容易引发感染。

一、选购优质卫生巾

个人卫生用品尽量在大超市购买，质量及卫生更有保障，购买前要认真检查外包装上的卫生许可证号、防伪标志、保质期等。不要贪图便宜选择非正规网购和路边摊，引起私处感染得不偿失。

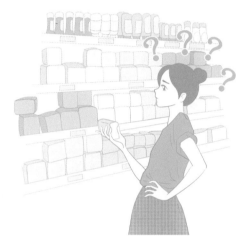

挑选卫生巾

二、卫生巾、护垫多久换一次

月经血中含有大量有益于细菌生长的营养物质，非常容易成为细菌大肆滋生的"培养基"，因此卫生巾一定要勤更换。很多女性在月经量较少的那几天，一整天都不更换卫生巾，这就给了细菌可乘之机，从而引发炎症、瘙痒、灼痛、异味等问题。

使用卫生巾关键事项

1. 每2～3小时更换一次。

2. 慎用药物卫生巾，以防过敏。

3. 拆开卫生巾前务必洗手。

4. 皮肤敏感者最好选用纯棉卫生巾。

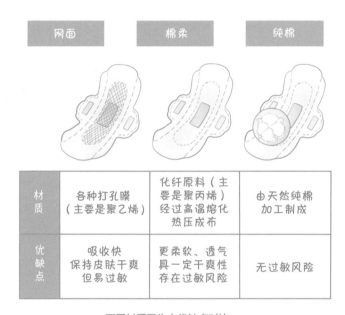

	网面	棉柔	纯棉
材质	各种打孔膜（主要是聚乙烯）	化纤原料（主要是聚丙烯）经过高温熔化热压成布	由天然纯棉加工制成
优缺点	吸收快保持皮肤干爽但易过敏	更柔软、透气具一定干爽性存在过敏风险	无过敏风险

不同材质卫生巾优缺点对比

三、卫生护垫是更好的选择吗

卫生护垫轻薄短小，携带、使用方便，的确是个体贴女性的好发明。日常生活中，不少住校大学生因为清洗衣物不方便，习惯于用护垫；一些白领女性对卫生要求较高，加之长期久坐、内裤易潮湿，也常使用护垫。可是，这种看似卫生的习惯其实很不健康，护垫不透气，更换不及时更容易滋生病菌，使外阴皮肤易出现过敏、湿疹和单纯性外阴炎。

因此，来少量月经时，护垫舒适又干净，是个不错的选择。但当月经结束后，最好不要再使用，以免阴部长期处于潮湿状态。

四、关于护垫使用的建议

1. **能不用尽量不用。**长期使用卫生护垫，外阴一直处于"闷热"的状态，会导致细菌滋生、白带异常，引发阴道炎、外阴炎等疾病。所以，护垫能不用就不用。

2. **一定要用时尽量少用。**一般来说，在月经刚开始以及结束前的一两天只有少许深色分泌物，可以适当使用护垫。

3. **每隔2～3小时勤更换。**有些女性一整天使用一片护垫，且长期坐着办公，导致皮肤长时间处在潮湿环境中，很容易滋生细菌，因此一定要勤更换。

第二节

外阴清洗，你做对了吗

"为啥外阴瘙痒、白带多、有异味总是死追着我不放？我到底做错了什么？"

很多女性都知道私处清洁的重要性，也养成了每天清洗外阴的习惯。但是，我想说，她们可能真的没做对。私处清洁不到位或者过度清洁，都可能越洗越难受，越洗越容易发炎。

一、阴部清洗的误区

误区一：阴部洗得越勤越好

有些女性洗屁屁比洗脸还上心，白天洗、晚上洗，大小便、同房后都会洗，不仅清洗外面，里面也要彻彻底底地洗一洗。每天适当的清洁非常重要，但是清洁过于频繁会降低外阴皮肤油脂对私处皮肤的保护，让外阴变干、变敏感。这和洗脸过于频繁，导致皮肤屏障受损变成敏感肌的原理是一样的。皮肤黏膜都会因为洗得勤快，变得干燥不适，甚至更痒。

正确做法：阴部每天清洗一次就可以了，无须多次清洗。

误区二：有白带一定要清洗干净

在健康状态下，白带参与阴道的自净功能，同时起到保湿、润滑的作用。在湿润的状态下，阴道内的有益菌才能正常生存、发挥功能；而在排卵期，白带呈清亮、拉丝状，有利于精子的穿透。洗干净双手后，以手指探入阴道时会发现阴道内壁上有薄薄的一层黏黏滑滑的液体，那一层黏液就是白带形成的保护层。如果没有出现瘙痒、白带增多、发黄、变渣、异味等情况，这种分泌物就是正常的。不要因为过度追求阴道的清洁，经常灌洗阴道甚至用手指在阴道壁上擦拭，这样做会破坏阴道内的保护层，改变阴道正常pH值，使致病菌更容易过量繁殖，引发妇科炎症。

分享一个有趣的反面病例。我的门诊曾经来过一位40岁的患者，从来没有交过男朋友，而且一向很注重卫生，每次大小便后都要用智能马桶冲洗外阴，但是她仍然经常觉得外阴瘙痒。她就很困惑，没有性生活又很爱干净，怎么会有妇科炎症呢？我在进行妇科检查时发现有大量的分泌物干结在她的小阴唇两侧，用棉签无法刮擦干净。通过了解，我终于解开了谜底。她的日常清洁都是坐在马桶上冲洗，从来不用手清洁大小阴唇，导致小阴唇外侧、阴蒂包皮附近长期黏着混合有皮脂腺油脂的分泌物，集结成黄色的黏块，水根本冲不掉，这才导致炎症。

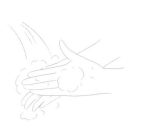

先请洗双手

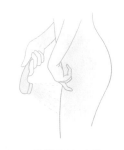

然后用流动的温水手洗外阴

手洗外阴方法

误区三：私处清洁一定要用灭菌洗剂

日常生活中，不少女性在清洁时有一种执念，总觉得不用洗液打点泡沫就洗得不够彻底，不够干净。其实，洗液的使用需遵循医嘱，在炎症急性期，医生可能会建议应用洗液清除阴道内大量的分泌物，以达到治疗目的。但是，洗液不能长期作为日常护理使用。阴道本来就是有菌环境，我们无须进行消毒。市售的洗液质量参差不齐，长期使用会破坏阴道的内环境，引起阴道菌群失衡、皮肤黏膜干燥敏感、分泌物增多伴瘙痒，实在是得不偿失。其实在私处的日常清洁中，流动的温水就是最好的。

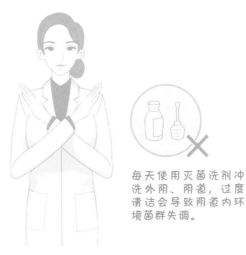

每天使用灭菌洗剂冲洗外阴、阴道，过度清洁会导致阴道内环境菌群失调。

不可过度使用灭菌洗剂

误区四：热水烫洗可以杀菌

"热水一时爽，皮肤火葬场"！在大多数人的认知中，外阴是污浊之地，每晚用热水或者加了各种"料"的水烫洗，会更容易清除脏污、消灭细菌。但事实恰恰相反，用热水冲洗外阴不仅无法杀灭细菌，而且对皮肤的伤害很大，特别对于敏感肌肤、皮炎、湿疹等状况，烫洗后会加重瘙痒症状。

二、每日清洗外阴的流程

1. 清洗前的准备工作

日常护理用清水清洗外阴即可，阴道内部不需要清洗，洗之前要先把手洗干净。

洗外阴部时尽量使用流动的清水，最好不要用毛巾、盆具，更不能与其他人混用。

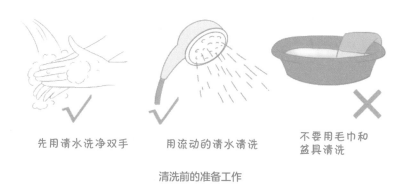

先用清水洗净双手　　　用流动的清水清洗　　　不要用毛巾和盆具清洗

清洗前的准备工作

2. 清洗步骤

用流动的水冲洗外阴时，要注意水流的方向和手的清洗方向，都是从前向后洗。不可从后向前或者来回搓，以免将肛门部位的病菌带入阴道。在局部清洗时，先从大阴唇内侧开始，再向内清洗小阴唇、阴蒂周围及阴道前庭，然后清洗大阴唇外侧、阴阜和大腿根部内侧，最后清洗肛门。

至少每天清洗一次外阴，如果有性生活，在性生活前后都要用温水认真清洗，使阴部保持干净。

第三节

内裤的挑选与清洗有讲究

爱美的女性，往往会精致到内裤，既要看起来好看、性感、不落俗套，还要具有深度抑菌、提臀或者塑身的功效，但这些内裤穿起来又勒又硌，还会卡在缝里反复摩擦。材质不好、面料不透气的内裤即使外形再美也不能常穿，它们会使局部常有潮湿、闷热的感觉。所以说这选内裤也是门大学问。

一、内裤怎么选

选内裤一定要考虑材质、舒适度、颜色，而不是过分追求样式。

选择内裤的标准

1. 天然纤维优于合成纤维。
2. 宽松款优于紧身款。
3. 浅色优于深色。
4. 认准品质有保证的品牌。

材质：

纯棉的内裤适合皮肤敏感的女性，性价比高，可选的款式多。但是100%的棉制品弹性较差。所以现在的纯棉内裤还会添加一点合成纤维，但是含棉量最好能在95%以上。

对舒适度要求比较高的女性，可以选择莫代尔纤维、竹纤维、粘胶纤维这类材质，它们也是由天然的棉花、木纤维加工而成，比起纯棉更加柔软亲肤，但缺点就是比较容易变形，不耐穿。

冰丝、蕾丝属于合成纤维，美观但吸湿性和舒适性都会差一些。

款式:

内裤的款式多种多样。

款式好看的内裤往往舒适度较差。比如丁字裤直接深入缝隙与阴道和肛门亲密接触，容易滋生细菌。过于紧身的内裤与私处经常发生摩擦，导致私处不透气，更易滋生细菌。所以，日常应尽量选择宽松、舒适透气的内裤。

颜色:

不要选择深色以及图案花哨的内裤。深色的印染材料容易引起外阴皮肤黏膜过敏。白带是女性健康的晴雨表，很多时候我们可以通过白带的变化判断自己是否存在妇科炎症。所以，浅色的内裤比较方便观察白带颜色及性状，有助于及时做出判断。

总体而言，要选择纯棉的浅色内裤，远离紧身、化纤材质、深色内裤。

二、内裤的清洁方式有讲究

内裤是女性私处最亲密的伙伴。80%的妇科疾病反复发作，其实都和内裤有关!

棉纤维和莫代尔纤维常温下对弱碱稳定，在酸性条件或高温作用下容易水解，发生变形。因此，清洗此类材质内裤时，应选择弱碱性或中性的洗涤剂，并在温水中清洗。内裤不建议用洗衣机清洗，因为棉纤维弹力较低，过度拉扯容易导致变形。此外，由于棉织物长时间接受太阳曝晒会变硬，因此在清洗完后，应置于通风处自然晾干，或在阳光下晾干，利用紫外线杀菌消毒。

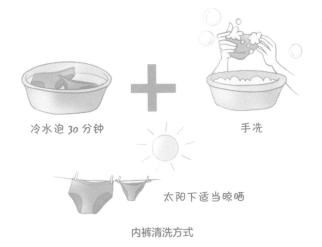

冷水泡 30 分钟　　手洗

太阳下适当晾晒

内裤清洗方式

简单总结

1. 洗衣消毒液浸泡30分钟，冷水清洗。

2. 手洗，最好用内裤专用清洗液清洗。

3. 太阳下适当晾晒，有条件可以使用洗衣机的烘干功能进行烘干。

　　清洗内裤时要注意和外衣分开，因为内裤如果和外衣一起混洗，很容易将外界的致病菌和污染源带到内裤上。共同生活的家人之间内裤也要分开洗，洗衣机要定期消毒，防止衣物混洗导致交叉感染。

　　一条脏内裤平均带有0.1克粪便，因此要及时清洗，不要留过夜。据报道，1克粪便中含有1000万个病毒、100万个细菌、1000个寄生虫包囊和100个虫卵。更可怕的是，细菌裂变的速度是10小时产生10亿个细菌。据世界卫生组织（WHO）的数据显示，每年有超过15%的女性因为不干净的内裤引发外阴湿疹，有45%的人因为不勤换内裤导致私处的皮肤出现毛囊炎、疖肿等皮肤病。

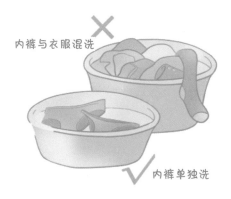

内裤与衣服混洗

内裤单独洗

内裤单独洗，不可混洗

三、内裤、袜子究竟能不能一起洗

袜子有足部皮肤的各种微生物，汗液、脱落的皮屑和分泌的皮脂中含有尿素，经细菌分解后产生乳酸、氨、甲基硫醇和产生臭味的短链脂肪酸。而内裤上除了汗液、皮质、脱落的角质外，还有尿、粪、精液、经血以及皮肤、黏膜、尿道、肠道中的微生物。正常情况下，足癣相关的真菌会寄生于外阴表面皮肤，但是并不一定会感染生病，在我们自身免疫状态良好的情况下，皮肤本身屏障功能也完好，及时清洗会减少致病菌的繁殖，因此对于健康人群而言，一起洗不一定会感染。但是男性女性私处结构不一样，女性的阴道微环境可能受很多因素影响，比如过度清洁、滥用抗生素、同房频繁、免疫力低下、长期服用激素类药物等，会增加感染风险。

因此，感染的条件=足量的致病菌+皮肤黏膜屏障破坏+机体免疫力下降。

Tips：内裤、袜子一起洗尽量满足以下几点。

1. 私处和足部无异常疾病，且自身免疫力正常。
2. 使用有消毒功能的专用洗涤剂。
3. 有条件烘干或者有阳光充沛的通风晾晒环境。
4. 定期清洁洗衣机。
5. 袜子、内裤为同一人所有。

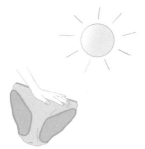

太阳下晾晒

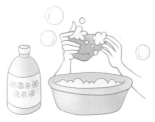

带消毒杀菌功能的内裤专用
清洗剂

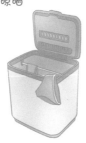

用紫外线机进行杀菌

内裤杀菌方法

第四节

私处排气是因为发炎吗

阴道排气现象可能发生在性生活时，也可能发生在日常生活中。正常情况下阴道前后壁处于贴合状态，不会进入空气，当我们在做一些比较特殊的动作，比如倒立等时，空气就会进入，气体排出时便会发出或清脆或沉闷的"噗噗"声。偶发的阴道排气是正常的生理现象。

常见阴道排气的原因有以下几个。

原因一：性行为姿势发生改变，阴道收缩，空气正常排出

这种情况极为常见，属于一种自然现象，不必担心。因为性行为改变姿势时，气体会进入阴道内部，同时阴道发生痉挛收缩，便会产生排气现象。

原因二：阴道细菌感染，细菌产生的气体累积在阴道内

一些比较严重的阴道炎症，不仅会产生许多黄色的、有鱼腥味的分泌物，还会出现外阴瘙痒，阴道中的细菌产气并累积在阴道内。在身体做某些动作时，比如咳嗽、搬重物、下蹲等，便会将阴道中的气体挤出来，从而产生排气现象。如果排气发生频繁，最好去医院检查，若是检查出较为严重的阴道炎，则要遵医嘱使用阴道栓剂或口服抗生素来治疗。

原因三：产后或更年期后阴道松弛易累积气体，腹压增加时排出

在产后或者更年期后，因盆底功能障碍，包裹阴道周围的盆底肌及韧带、组织变得松弛，阴道很容易累积大量气体。在运动用力或者腹压增加

时，气体便会被排出，于是发生排气现象，这种情况可以通过凯格尔运动进行改善。

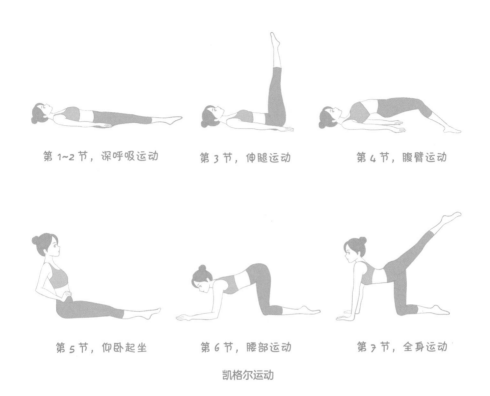

第 1~2 节，深呼吸运动　　第 3 节，伸腿运动　　第 4 节，腹臂运动

第 5 节，仰卧起坐　　第 6 节，腰部运动　　第 7 节，全身运动

凯格尔运动

原因四：消瘦

有的女性过度减肥，或者本身瘦弱，导致盆底的脂肪量较少，使阴道内空间变大，阴道前后壁不能贴合在一起，空气容易进入阴道，也会导致排气现象。

释放压力，提升免疫力

当代社会，大部分女性要兼顾家庭和职场，经常感到生活压力巨大，身心疲惫，各种妇科疾病频发。有研究证实，女性的妇科疾病与压力过大有一定关系。

一、压力评估

认同下述每一点就可获1分。

1. 觉得工作太多，无法招架。
2. 觉得要与时间竞赛，说话和走路都会快点。
3. 觉得没有时间发展兴趣，经常想着工作的事情。
4. 遇到挫折或困难很容易发脾气。
5. 过分在意其他人对自己工作表现的评价。
6. 觉得老板或家人不欣赏自己。
7. 担心经济状况。
8. 经常出现头痛、胃痛或背痛。
9. 通过吸烟、饮酒、服药或经常吃零食来放松神经/情绪。
10. 服用安眠药或镇静剂才能入睡。
11. 见到家人或同事便会愤怒。
12. 常常打断其他人说话。
13. 躺在床上常常无法入睡。
14. 因为工作太多，无法妥善完成。
15. 每当停下来便会很内疚。
16. 行事自我，事后却感到后悔。
17. 觉得自己不应该享受生活。

测评结果如下。

类型	精神压力程度评估	目前的状态
0～10分	轻度压力	现在的生活缺乏刺激，而且较为沉闷，无法提起劲来
11～15分	中度压力	虽然有时觉得压力较大，但仍能应付自如
≥16分	高度压力	需要重新思考自己的生活，找出压力的来源，寻求解决的方法

二、寻找释放压力的方法

懂得让自己放松下来，有助于提升身体的免疫力，以下介绍一些释放压力的方法。

1. 转换呼吸方式

当你感觉到有压力时，可以尝试深呼吸。人在紧张焦虑的时候，呼吸一般都比较急促，而且比较浅。人在放松的状态下，呼吸平缓且深长。所以，当感觉压力特别大时，可以尝试深呼吸，或者采用腹式呼吸法来缓解压力。

吸气　　　呼气

扩张

横膈膜下降　　横膈膜上提

吸气时，腹部慢慢鼓起　　呼气时，腹部慢慢收缩

腹式呼吸

2. 多做运动，释放压力

运动是释放压力最好的方法，尤其是有氧运动。每天到大自然中跑步、散步、冥想或者打太极、练瑜伽，能够让人感觉到周身轻松，身心得到舒缓，感受到生活的美好。

3. 学会休息和放松

压力大、诱惑多让人们少了很多休息时间，工作之余为了缓解压力，常常刷视频、看直播、追剧、网购、打游戏，这种生活状态会降低身体抗压的能力。可以试着让生活节奏放慢，听场音乐会、品品茶，约上三五知心好友到户外郊游或聊天，可以让人身心舒畅，恢复活力。

4. 饮食中藏着压力密码

食物也会给人带来压力，一些有刺激性的食物，像可乐、汽水、咖啡、含酒精饮料等，都属于容易产生压力的食物，又称高压力食物。它们会刺激交感神经，让人过度兴奋。而蔬菜、水果、五谷杂粮这些食物则更有助于缓解压力。

第六节

如何通过优质睡眠提升免疫力

俗话说：吃人参不如睡五更。有医学专家曾把睡眠比作"抵御疾病的第一道防线"，良好的睡眠能促进大脑发育、消除疲劳、恢复精力，对大脑里 β - 淀粉样蛋白等代谢产物进行清除。然而，现代社会，随着人们工作生活节奏的加快，睡眠问题越来越突显，很多人睡不着、睡不醒、睡不好，有些人甚至需要求助于安眠药。

如何获得高效的睡眠呢？

一、适宜的卧室照明

卧室的光线和氛围对于睡眠质量非常重要。卧室的灯光要柔和、静谧，给人以温暖的感觉，营造一种放松的氛围。

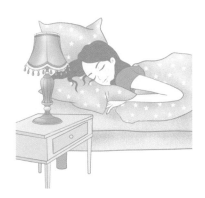

床头台灯光线要柔和

二、有助睡眠的装备

准备好自己喜欢的睡衣和拖鞋，注意睡衣一定要宽松、舒适，同时颜色也是自己喜欢的。如果睡眠浅易惊醒的话，可以准备眼罩和耳塞，也可以准备两个枕头，一个枕在头下、一个抱在胸前，给自己一些包裹感和安全感。

三、听一段舒缓的音乐

睡前可以选择听一些能够让人放松的优美轻音乐，比如班得瑞的轻音乐就很适合睡前聆听。人放松下来，很容易进入睡眠状态，而且通常会获得优质睡眠。

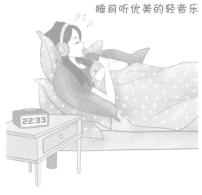

睡前听优美的轻音乐

睡前听音乐

四、借助精油和香熏

洋甘菊、天竺葵、薰衣草、鼠尾草、柠檬这些植物的精油都特别适合在卧室使用，能够让人放松下来。尤其是薰衣草，有益睡眠。睡眠不好的人可以利用这些精油来让自己放松、助眠。

五、有益睡眠的枕头

人的一生中1/3的时间都是在床上度过，因此，一个舒适而利于睡眠的枕头是非常重要的。材质、高低、软硬度、填充物都是选择枕头的核心。舒适的枕头一般长度大于双肩宽10～15厘米，压缩后的高度达一拳高或略低于一拳。枕头内填充物可以是记忆棉、鹅毛、荞麦皮、决明子、茶叶梗等，依个人喜好和需求进行选择即可。

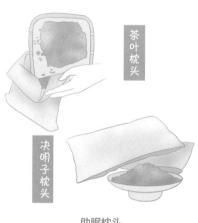

茶叶枕头

决明子枕头

助眠枕头

六、温柔体贴的床品

优质的睡眠离不开合适的床品，床品可按照个人对材质的喜好来选择，一般以棉制品为好，棉制品支数和密度越高，手感越舒适，并且更耐洗。

七、睡前洗个热水澡

睡前1～2个小时洗个热水澡，能够让人感到放松和愉悦，有益于睡眠。洗澡时，注意水温控制在40～42℃比较适宜。

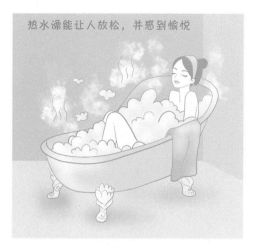

热水澡能让人放松，并感到愉悦

睡前热水澡

八、睡前瑜伽或者做一些缓和的运动

日常可以进行快走、慢跑、长距离慢速游泳、慢骑自行车、有氧操等有氧运动。运动过程中会伴随频繁的呼吸交换，使血液中的含氧量增加，有利于器官和组织运转，提高睡眠质量。需要注意的是，每周要坚持150分钟以上的有氧运动，才能产生安神助眠的效果。

如果因精神压力过大出现噩梦、惊醒的情况，可以在睡前做一些瑜伽动作、冥想等。随着伸展和放松，呼吸会变平静，有助于平复心情、稳定心态。不仅更容易入睡，而且睡眠质量也会更好。

另外，尽量要养成每天晚上11点之前就上床睡觉的习惯，早睡早起，不熬夜。

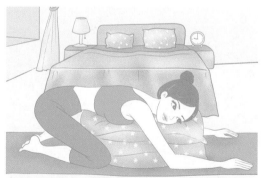

跪立在垫子上，双脚大拇指相靠，双膝打开略大于髋部，将两个枕头叠放在身前，趴在枕头上，双手放在身体的两侧，保持2~3分钟深缓呼吸。

助眠瑜伽动作

第二篇

高效求医
技巧篇

很多女性认为自己一向很健康，身体没有症状就没必要进行妇科检查。其实，这种想法大多是出于怕麻烦、省钱、逃避的心理。一些妇科疾患在早期本就没有明显症状，很多时候就是体检发现的。

每年妇科检查必不可少的项目包括妇科内诊、白带常规、宫颈筛查和妇科超声检查，这是最基本的体检项目。通过妇科检查，医生能了解患者是否有外阴发育异常、分泌物异常，阴道及宫颈有没有肉眼可见的赘生物、溃疡等病变，子宫及双侧卵巢、输卵管是否有包块和压痛。

所以，妇科体检非常重要，建议每年做一次。

第一章
看病有技巧，做好攻略事半功倍

在日常生活中，有不少女性比较害羞，不好意思去看妇科医生，也不清楚什么时候要去看妇科医生。然而，为了自己的身体健康，女性应该清楚地知道：什么情况下该去看妇科医生了，去之前应该做哪些准备，在看医生时应该注意哪些问题，如何回答妇科医生的问题。提前做好充足的准备，会让就诊过程更加顺利。

第一节
医院看病小技巧

1. 医院一般周一、周二人最多，因为医院通常会把专家门诊放在周一、周二。如果是比较疑难的疾病，并且看病前没有提前查询医生专长，那么周一、周二来看病，不空跑的概率更高。

2. 小毛病不需要挂专家号。专家通常是在某个领域深耕，看妇科肿瘤和内分泌的专家，对复发性阴道炎给出的治疗方案不一定很细致，并且你下次复诊，不一定还能挂到他的号。因为专家号难挂，而且价格高，这就使诊疗过程缺乏连续性和深入性。普通门诊方便复查，同一个医生会根据每次的方案和治疗效果进行重新评估和调整，更适合看小毛病。若是首次挂专家门诊就是为了做检查，那更是用大炮轰蚊子。

3. 初次就诊挂普通号，开了检查单，有了结果再去专家门诊回诊。

4. 就诊时带上以往检查的所有相关化验报告，这样可以避免重复检查，节省时间和金钱。

5. 每个专家有擅长的方向，挂号前一定要先网上了解。不然挂肿瘤的特需专家号去看月经不调，性价比不如挂月经专科门诊或者普通号。

6. 就诊前先准备好自己要说什么，以免见到医生紧张，遗漏重要信息。

7. 如果没有特殊目的，或者确实需要一直跟定某个医生的医疗方案，尽量不要在就诊时说自己以前是某某医生的患者，今天医生不在只好来找其他医生看病。每个接诊医生都希望自己是患者最信任的人，你一旦被打上同科室其他医生的标签，接诊的医生大概率不会很详细地表达自己的看法。第一是因为他觉得你不那么信任他，第二是他很可能和首诊医生的意见不一致，干预别的医生的医疗方案，需要解释更多并且可能会引发同事的不满。这虽然不是一个原则性的问题，但处理得好会让医患双方相处更舒服。

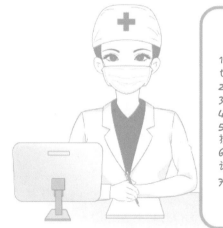

医院就诊小技巧

第二节
隐瞒病史，后果很严重

有些医生的性格比较内敛，不善表达，某些知识他虽然了解，但是无法用患者能听懂的方式来表达。如果去看病的女性陈述病史时也不敢说明症状，那么就无法达到诊断疾病的目的。妇科看病的核心就是要精练、大方地讲出你的症状。

性格外向的妇科医生，可能会问患者很多问题，有时甚至会使患者觉得不好意思或者心生厌烦。作为妇产科医生，他们并不是为了八卦隐私，而是为了诊断更准确，所以对医生千万不要有所隐瞒。

一、向医生如实相告病史，不要隐瞒

1. **性生活史**。有过几个男朋友，同房时有没有采取避孕措施，或者有没有特殊癖好，必要时需要主动告知这些与性生活相关的情况。如果隐瞒性生活史，很容易造成以下两种情况的误诊：一是先兆流产或者宫外孕的阴道流血被误认为月经异常；二是肚子痛，将要命的黄体破裂、盆腔炎、宫外孕误诊为痛经。

2. **人流史**。在门诊，年轻的女性因不想让现在的男朋友或丈夫知道自己和之前的男朋友怀孕过而隐瞒人流史的现象较为常见。很多宫外孕、不孕患者都有人流史。若女性在治疗不孕症时隐瞒了人流史，可能会使检查缺乏针对性，导致治疗费用更高、治疗时间更长。

3. **严重的疾病**。有先天性心脏病、肝炎、肾炎、高血压、血管栓塞等严重疾病的患者，一定要在进行妇检前对医生如实相告。某些妇科的小手术没有那么紧急，也没有性命之忧，但是出现并发症时会异常危险，甚至可能危及生命。

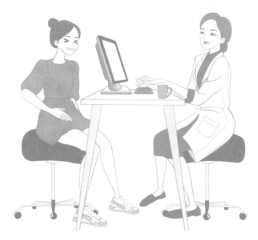

看诊时，与妇科医生进行高效沟通很重要，
不要隐瞒病情，不用不好意思

妇科看诊

二、问诊时怎样有逻辑地陈述病情

我们就诊时不像那种贵宾服务有半小时的深度交流，普通门诊如何做到在几分钟之内高效获取信息呢？这就需要患者在提供有用的病史信息时逻辑清晰，否则医生可能要花较多的时间理顺思路，导致就诊效率低下，还可能遗漏一些重要问题。

在陈述病情的时候可以按以下十个问题的逻辑顺序来陈述，医生听了之后都会对你的语言表达能力刮目相看。

1. 我本次看病是因为出现了哪些情况？

2. 这些情况出现了多长时间？

3. 给我带来了什么困扰？

4. 多久之前曾经出现过同样的状况？

5. 曾经采取过哪些治疗？

6. 治疗效果怎么样？

7. 本次生病在哪些地方做过哪些检查？

8. 进行过哪些治疗？

9. 治疗效果怎么样？

10. 现今还有什么问题需要解决？

三、妇科门诊常会被问到的问题

去妇科门诊看诊时，以下问题经常会被问到。

1. 性生活史：年龄多大，有没有男朋友，有没有过性生活，有过几个性伴侣。

2. 月经史：初经的时间，是否规律，多久会来一次月经，每次月经会来几天，经血量是否异常、是否经痛，最近一两次月经的时间等。

3. 怀孕史：怀孕次数、流产次数、生产次数、生产方式等。

4. 是否有其他全身性疾病，如甲亢、甲减、乳腺疾病、糖尿病、高血压、肿瘤病史等。

5. 药物过敏史：以前用过什么药，凡是引起过瘙痒、皮疹甚至严重过敏反应的都要标注在自己的医疗就诊本上。

有些患者抱着考考医生的心态，故意隐瞒病情。这一般会导致两种结局：一是医生水平高并且有责任心，因为不知道你曾经做过哪些检查，会要求你重新做一次检查，导致你多花一份检查费，但你还是能得到有效治疗；二是医生恰巧经验不够丰富，那么可能钱多花了，依然得不到有效治疗。

妇科看诊正确的做法是：提供的线索越完整，越少走弯路。治疗妇科炎症不建议频繁更换医生，最好在同一医生处连贯复诊，更容易获得循序渐进的检查及应对方案。妇科普通门诊随机换医生，大概率会在同一层面上反复检查，浪费时间和金钱。

闫医师小叮咛

妇科检查时，如何正确着装

不要穿着丝袜、小脚裤、复杂的连身衣等去做妇科检查，否则穿脱会非常麻烦。在做妇科检查时至少需要脱掉鞋子和一条裤腿。如果穿连身衣做检查就要脱到仅剩一件小文胸。万一室内温度比较低，或者遇到男医生，都是很尴尬的。妇科检查最方便的着装是夏天穿半身裙，冬天穿宽松的裤子。上身穿着无特殊要求。

第三节

妇科体检前有哪些注意事项

1. 白带检查和宫颈防癌筛查前3天之内不要有性生活，不要冲洗阴道，不要阴道用药。

2. 妇科体检每年必查项包括妇科超声、宫颈防癌筛查（TCT+HPV）、白带常规等，均不需要空腹。

3. 经腹部查子宫附件的超声需要憋尿，经阴道的超声需要排空膀胱。预约次日清晨妇科盆腔计算机断层扫描（CT）或者磁共振成像（MRI），最好在前一天的晚上喝清肠药，进行肠道清理，减少粪块对检查成像的影响。

4. 在进行任何妇科有创的操作之前，都需要查阴道分泌物。若有阴道炎，通常无法进行下一步手术和操作。大医院很多检查需要预约，有时候要等很久，患者要做好心理准备。

5. 住院提前请假时要慎重，大医院的检查通常需要排队预约，所以最好先协调好时间再请假，否则可能等休假结束了还没等到床位。

6. 阴道炎最好不要看急诊。白带常规检查虽然很多医院急诊可能会有，但实际并非急诊项目。

7. 妇科就诊时，即使医生没问，没有性生活的女性也一定要主动提醒医生，尤其是年龄偏大的女性。有些医生可能会忘记询问，以为有过性生活，做妇科检查的时候会用阴道窥器进行阴道检查，可能会引发出血。没有性生活的女性，提前主动告诉医生，可避免意外情况发生。其实，在绝大多数妇科医生眼里，处女膜只是阴道瓣组织，与健康相比，微不足道。但是，有些女性会非常介意。因此提前讲出来，会让医生权衡之后再决定如何进行阴道检查。

8. 提前告知是否怀孕，方便医生开检查和开药时做出更加谨慎的决定。

9. 有洁癖的女性，请记得自带一次性塑料床单。

第四节

不同的妇科检查项目需要做哪些准备

1. 妇科常规体检如分泌物检查、宫颈筛查、妇科超声检查都不需要空腹，可以吃饱再来医院。

2. 妇科经阴道超声需要排空膀胱，适合有性生活的女性；既往没有性生活的女性采用经腹部超声时需要憋足小便；采用经肛门超声时，请确保提前排尽大便。

3. 月经紊乱时医生会建议做内分泌检查，不少女性认为是查阴道分泌物，实际上内分泌检查是抽静脉血，阴道里的分泌物不叫内分泌。基础内分泌检查需要在月经期的第2~5天，不是月经结束之后的2~5天。还有，月经不同时期查的血激素指标有不同的意义，要听医生安排时间。

4. 阴道镜检查是排查宫颈病变的有效方式，最好在月经结束后3~7天，并且当次月经后没有性生活。

5. 上环、取环、输卵管造影需在月经结束后3～7天进行，且当次月经后没有性生活。

6. 检查输卵管通畅度是有创操作，非必要时不要轻易做。在诊断不孕不育时，可先做男方的精液检查、女方的常规孕前检查和排卵监测。

7. 下腹部CT和MRI无须空腹，如要求观察效果更佳，检查前最好进行清肠。若需进行增强扫描，有些医院要求携带家属一同前往。

8. 查血肿瘤标志物、查血测怀孕均无须空腹。

9. 经期尽量避免以体检为目的的经阴道检查。若有不规则出血，经期也可以做阴道超声和宫颈刮片。

第五节

妇科检查时怎样配合医生

提起妇科检查，很多女性会瑟瑟发抖，因为没经历过或者曾经被粗暴对待过，觉得妇科检查很痛。那么，怎么样做妇科检查才不疼呢？如果用通俗易懂的语言总结配合妇科检查的过程，可以归纳为三个步骤：脱裤子、躺上去、两腿分开！

1. 初次进到妇科诊室配合妇科检查时，要脱去下身衣物，仰卧在检查床上，双腿置于腿架上，臀部下移到达检查台边缘。检查室内都有门窗帘，女性朋友们不需要担心隐私曝光。

2. 对于有性生活的女性，妇科内诊时医师会用阴道内窥器（俗称鸭嘴巴）插入阴道，检查阴道分泌物性状、阴道壁和子宫颈是否有问题。随后医生会戴上手套，将一两根手指伸入阴道，顶在阴道最深处，另一只手放在下腹部往下按压，了解子宫或卵巢是否增大或者有触痛。必要时，医生还会要求进行其他检查，比如超声和宫颈筛查。检查时，紧张的女性朋友需要配合医生做三个动作：一是打开双腿根部，二是深呼吸，三是肛门放松。只有充分放松，才能减少疼痛。

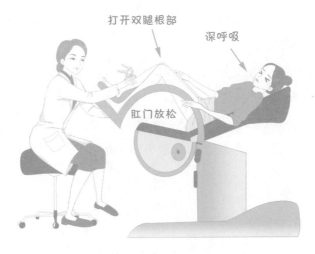

打开双腿根部

深呼吸

肛门放松

内诊时，注意配合医生的动作

什么情况下看妇科病一定要有人陪同

如果对初次来妇产科就诊心生恐惧，不妨找一位亲人或者朋友陪伴，有经验的同伴通过分享自己就诊后的感受会更容易打消你的顾虑。很多大医院附近都可能有非正规医疗机构的医托潜伏，专挑单枪匹马、涉世未深的女性下手。有人陪诊不仅在排队、付款环节可以节约时间，还能降低一些医疗骗局发生在自己身上的可能性。

以下几种情况也建议有家属陪同。

1. 打算进行门诊无痛手术的患者，手术当天需要带家属就诊。因为在麻醉时可能出现意外状况，当时本人处于深度麻醉状态，只能与指定的家属沟通。哪怕是很小的手术，也最好有家属陪伴。

2. 输卵管通液术及造影手术，虽然在检查过程中患者保持着清醒状态，但是检查时可能会出现腹部痉挛疼痛，检查完后需要家属的搀扶与观察。

3. 需要做增强磁共振或增强CT的女性，建议带家属到医院做检查。因为这两项检查需要静脉注射造影剂，某些体质敏感的患者可能会出现过敏反应，有家属陪伴比较安全。

4. 已知自己有可能进行妇科手术的患者，复查就诊时建议带上家属，以便沟通手术或入院相关事宜。

5. 腿脚不方便或高龄女性在做妇科检查时，穿脱衣服不太方便，最好带家属就诊。再加上妇科检查床通常比较窄，活动不便的人上下床并不安全，也需要家属在旁辅助。

闫医师小叮咛

看完病，重要的事儿千万别忘记

病历记录不仅是病情变化的过程记录，也是医疗保险、商业保险必须提供的报销材料，因此就诊结束后一定要记得索要保留。别觉得有了检查单、化验单，就诊记录就显得很多余。病情是一个连续变化的过程，医生也不能保证每次的医疗措施都是积极有效的。保留的就诊记录会让后续的接诊医生了解你之前病情的发展过程及医疗干预措施是否得当，有哪些欠缺和不足，这对你以后的健康管理也有参考价值。

第七节

妇科检查遭遇尴尬怎么办

尴尬一：妇科检查遇到男医生

各大医院妇产科都少不了男医生的身影，当你小心翼翼走进诊室，却发现是位男医生时，是不是瞬间有点不知所措？

其实，作为医生，无论男女，眼里看到的都是器官和疾病，不会有太多私心杂念。男医生对妇产科的发展贡献也很大，而且具有一些身体上的优势，比如体力更好、精力更旺盛、更能吃苦，要知道站手术台和抬患者都是实打实的体力活。

如果某些女性朋友看病时实在无法接受，可以及时讲出来更换医生，或者要求有其他女医务工作者在场。

尴尬二：共享空间隐私无处藏

很多妇科检查诊室非常简陋，空间有限，排队人多。妇科不同于其他科室，关系着女性最隐私的部位，无论什么时候，就诊时你都可以要求屏退其他人、关门检查，一人一诊室检查是你的权利。

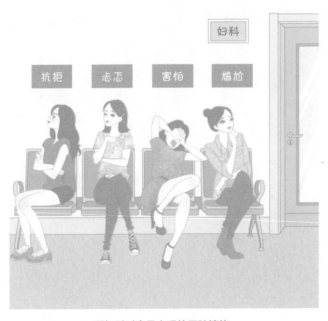

看妇科时容易出现的四种情绪

尴尬三：医疗器械检查太痛

妇科检查用的阴道窥器是很多女同胞的梦魇。其实每家医院妇产科都至少备有两种及以上型号的阴道窥器。妇科检查不疼的要点为以下三点：深呼吸、肛门放松、用小号阴道窥器。

第八节

没有性生活还要例行妇科检查吗

很多未婚女性认为自己没有性生活，根本不需要体检，对妇科检查在心理上存在恐惧和排斥。她们不愿意让医生检查自己的私处，更不愿意回答涉及隐私让人尴尬的问题。

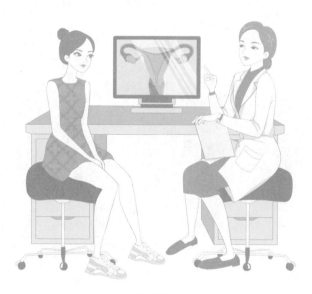

妇科检查

我曾经有个54岁的患者，一辈子单身没有过性生活，绝经2年，阴道出血，检查高度怀疑是子宫内膜癌，当我提出需要做宫腔镜进一步明确诊断时，她毫不犹豫地拒绝了，说自己没有结婚，不可能会有妇科病，还怪我夸大了病情。最后没有检查就走了。

实际上，一些常见的妇科肿瘤在没有性生活的人群中也会发生。为了健康可以选择适合自己的体检方式，比如没有性生活，不方便做经阴道的妇科超声，可以做经腹部妇科超声或者经肛门妇科超声。阴部瘙痒、分泌物异常时，取分泌物化验可以不用阴道窥器，只用棉签取材。

处女膜不能防病，不能因为一些陈旧观念影响健康检查。女性在20岁之后，无论有没有性生活，最好每年做一次基础的妇科检查。

第九节

生理期到底能不能做妇科检查

不少女性都有同样的认识误区，认为月经期不能做妇科检查。我在门诊经常遇到月经已经持续一个月没有停止的患者，流血流到心慌、乏力，才决定来看妇科，让她上检查床做妇科检查时还要疑虑，想先止血或等月经干净了再做检查。女性正常的月经期一般在3~7天，出血量明显多于平时或者出血时间太久，都可能会造成贫血、感染风险。只要月经出现异常，无论是否处于生理期，都可以进行妇科检查。

妇科检查是为了检查出血的来源。如果是宫颈表面出血，多数是发生在同房后，宫颈表面发生较严重的炎症性充血、息肉、肿瘤，会在同房时发生接触性出血。这种出血往往是新鲜的出血，而且和宫颈表面接触史密切相关。

我在门诊曾遇到过30~40岁的女性，自述阴道出血月余，血液时而新鲜、时而暗红，有时会出现血水样分泌物，分泌物伴有臭味，结果在妇科检查时发现宫颈癌变，表面有大菜花样组织，菜花间的血管明显，组织表面渗血不停，还可见碎豆腐样的烂肉，附着脓苔样的分泌物。

由此可见，阴道出血不是简单调理月经就可以，阴道的检查有助于发现出血的原因，到底是由阴道壁破损引起的，还是宫颈上息肉出血引起的。少数患者的出血是宫颈癌首次出现的症状。

我们提倡，妇科日常体检中不要在月经期去做不必要的检查。但是这并不等于出血时一定不能做阴道检查或者阴道超声检查。某些项目到底适不适合月经期检查，听从医生的建议即可。

第二章
诊后管理好，居家治疗效率高

❀

很多女性会在就诊回家后把检查报告和诊断结果忘得一干二净。遗忘在某些情形下是好事，比如忘记生活的不愉快，可以让自己生活更开心；忘记朋友间、情侣间的不愉快，可能会让感情更持久。但是在健康方面，咱还是应该多上点心，毕竟关乎生活质量。关于就诊后需要关注的问题，我给大家做了一个总结，超级实用！

第一节
白带常规详细解读

女性阴道与外界相通，所以无法完全与细菌隔绝，正常阴道内有大约20种微生物寄居，包括需氧菌和厌氧菌，它们和平共生，形成微妙的平衡。

一、阴道炎的镜下诊断与判读

我们分析白带常规时，主要从pH值、清洁度、病原微生物种类来诊断阴道炎。

阴道pH值： 化验时常用pH值来表示酸碱度，阴道呈弱酸性环境，白带正常的pH值为3.8～4.5。患有滴虫性或细菌性阴道炎时，白带的pH值会上升至5～6。

化验单能发现哪些阴道炎？

类型	结果	解读
霉菌	阳性 /+/ 找到孢子 / 找到菌丝 / 找到真菌	考虑霉菌性阴道炎
滴虫	阳性 /+	考虑滴虫性阴道炎
线索细胞及胺试验	阳性 /+	细菌性阴道炎
清洁度	Ⅰ～Ⅱ／Ⅲ／Ⅳ	Ⅰ和Ⅱ是正常，Ⅲ和Ⅳ就考虑有炎症

二、阴道清洁度到底是什么

阴道清洁度一般分为4级。

Ⅰ度：在显微镜下，能观察到大量阴道上皮细胞和大量阴道乳酸杆菌，杂菌没有或很少。

Ⅱ度：镜下见有阴道上皮细胞，少量白细胞，有10～15个/高倍视野，有部分阴道乳酸杆菌，可有少许杂菌。算正常。

Ⅲ度：镜下见有少量阴道乳酸杆菌，有大量脓细胞与杂菌。白细胞差不多有15～50个/高倍视野。提示有炎症。

Ⅳ度：镜下未见到阴道乳酸杆菌，除少量上皮细胞外，主要是脓细胞与杂菌。提示有严重的阴道炎。

如果白带中有滴虫或霉菌，无论数量多寡，都使用"＋"来表示，这一符号只对女性是否感染了滴虫或霉菌进行提示，无法显示患者感染的严重程度。

除了根据指标判断，女性也可以自己观察白带颜色、气味、量的多少、形状等变化，同时结合有无腰痛、腹痛、外阴瘙痒等症状来判断自身情况，并将观察到的情形详细地告诉医生，以帮助医生进行准确诊断。

第二节

妇科超声报告结果解读

妇科超声检查是利用声波的原理对女性的内生殖器进行检查，包括子宫、宫颈、卵巢、输卵管，可观察这些器官的结构、形态、大小、位置，子宫内膜的厚度以及各器官的血供有无异常等。超声检查不仅可以发现子宫肌瘤、卵巢囊肿、子宫腺肌病，对内膜病变、部分子宫恶性肿瘤也有较高的辨识能力。

一、临床意义

1. 利用超声检查可以知道子宫的位置、大小及形态。若子宫增大，可以通过超声检测得知是否有子宫肌瘤或腺肌瘤存在，以及肌瘤的位置、大小。

2. 利用超声检查可检查盆、腹腔内是否有肿块，还可从超声检测的图像中分析出肿块的位置、大小、性质、形状等。

3. 利用超声检查可以检测出子宫内的妊娠征象，比如胎儿是否存活，大小与孕月是否相符，是否有畸形，以及胎盘、羊水的情况，是否有异常妊娠征象（如葡萄胎、宫外孕）等。

4. 超声检查还可用于探查有无宫内节育器、位置是否正常，监测排卵。

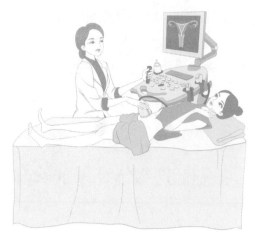

妇科超声检查

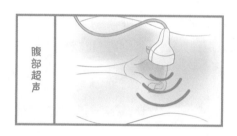
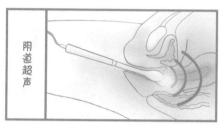

超声类型

二、部分异常结果解读

1. **宫内膜异常**。宫腔出现低或高回声，可能是黏膜下肌瘤或内膜息肉，内膜息肉也可能表现为内膜局限性增厚、隆起、回声不均匀。若子宫内膜增厚且不均，血流量丰富，可能患子宫内膜异常增生或子宫内膜癌。

2. **输卵管异常**。正常输卵管在超声下不显影，如果可以清晰地看到管样或屈曲样结构，则有输卵管积液的可能，提示输卵管阻塞，需进一步进行输卵管造影检查或者宫腹腔镜检查。

3. **卵巢异常**。正常卵巢大小为4厘米×3厘米×1厘米，若有囊性增大，必要时在月经后进行复查。若发现卵巢囊肿有混合性回声或者血供丰富、血流阻力小，囊肿内壁呈结节样或者分隔状等，这种情况需要高度警惕是否存在恶变可能性。

4. **宫内异常**。子宫外形不规则或呈球形，则考虑是否有肌瘤或腺肌瘤。

5. **盆腔异常**。盆腔有少量积液，没有腹痛可考虑为生理性，一般不需要治疗。盆腔积液较多，需要结合其他检查排除脏器出血、炎性渗出或者肿瘤腹水的可能。

第三节

妇科炎症用药的注意事项

我发现好多女性都是"唯经验论"信奉者，上次治好阴道炎的药，这次不舒服了自己继续用。但并不是每次都有效，这到底是为什么呢？

比如我的患者李女士第一次患了霉菌性阴道炎，内裤发现少许豆渣样分泌物，自觉有明显的瘙痒，到医院化验后诊断为霉菌性阴道炎，医生开了一粒克霉唑阴道片，当即就完全缓解了李女士的不适。几个月后，李女士又出现了同样的症状，这次她没有到医院化验，直接去药房买了相同的药物，然而这次却没有明显的效果。

在临床上，医生会根据红肿、瘙痒、疼痛、抓痕、分泌物多少对霉菌性阴道炎进行评分，针对不同级别的患者，治疗原则是不一样的。

所以，妇科炎症一定要去医院诊断后遵医嘱用药，不可自行买药治疗。

阴道栓剂的使用方法和注意事项

在生活中，阴道栓剂是治疗阴道炎的常用剂型。但是仍有很多女性朋友不知道如何正确使用。

阴道栓剂是一种固态药物制剂，和药片类似。当阴道栓剂被塞入阴道中后，会逐渐溶解，作用于阴道黏膜表面。为了方便使用，阴道栓剂大多被制成表面光滑的炮弹形、椭球形等。

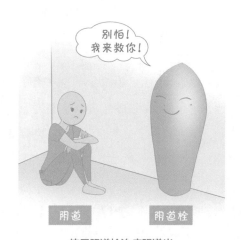

使用阴道栓治疗阴道炎

一、阴道栓剂应该怎么使用

1. **阅读说明。**使用前要仔细阅读药物的使用说明。

2. **保持阴道的清洁。**在用药之前，应该先把外阴冲洗干净，将栓剂塞进去之后，药栓会在随后的数分钟或数小时之内流出，流出来的药渣因为成分不同呈现不同的外观。因为阴道是盲端，且子宫颈管直径仅有2～3毫米，故而阴道内的塞药会因为重力作用向外流，不会进入腹腔。所以塞药后还需要准备护垫或者薄款卫生巾，勤更换，以保持阴部的干燥、清洁和卫生。

3. **阴道塞药时间选在晚上更为合适。**阴道塞药一般没有特别要求必须白天或夜间，但是白天用药要面临药渣排出的问题，且日间活动较多、如厕频繁，可能会损失较多的药物成分，降低药效。故若无特殊情况，优先选择在晚上睡觉前使用阴道栓剂，平卧可使阴道内持药时间长久，理论上效果更优。很多女性朋友会想，要不要堵住不让药流出来才有疗效。其实药渣流出可以更好地为后续塞药腾出空间，是正常现象。

4. **注意塞药时的深度。**塞药时洗干净双手、剪短指甲，用一只手分开大小阴唇，另一只手食指或中指戴上指套将药片沿阴道后壁送至阴道的后穹窿最深处。阴道在生理结构上是前壁短、后壁长、弯弯长长的长筒状结构，在往阴道内塞药时注意角度的调整，当送入遇到阻力时忌粗暴硬推，以免指甲或药粒划伤阴道壁。

5. **一定要坚持治疗。**不要看到症状缓解便立即停止塞药，要用足疗程后，到医院复查，听从医生的意见，以达到彻底治愈。

6. **先冲洗再塞药。**当阴道分泌物量过多时，细菌增加会影响用药效果。所以医疗指南将不推荐阴道冲洗更正为不推荐常规进行阴道冲洗。当阴道炎发生时，比如霉菌性阴道炎，阴道中会有大量的豆渣样分泌物刺激外阴、阴道，引起严重的过敏反应，表现出强烈的瘙痒感、疼痛感，这时进行内部清洁，症状会有明显的好转，大大提高私处舒适度及塞药效果。塞完药第二天无须对阴道里进行清洁，阴道内的药品化开后会自行流出。

7. **注意塞药时间。**临床用药时，不同的药物和剂型有不同的用药频率，药名相同但剂量不同，使用时间也不相同，不可凭经验随意使用，一定要按照药品说明书控制塞药时间。

8. **注意内裤的清洁。**阴道用药期间，会有源源不断的分泌物和药渣流出来，保持外阴清洁、干燥非常重要，建议穿棉质内裤、勤换洗，炎症期间穿的内裤还要做好消毒工作。

9. **塞药禁忌。**阴道炎症治疗期间是阴道微生态恢复的过程，因此治疗期间要禁欲，以便菌群功能早日恢复。

1.撕掉单个阴道栓剂 　　2.撕开阴道栓剂的包装 　　3.捏住阴道栓剂尾部

4.患者取仰卧位,将栓剂送入阴道深部 　　5.将栓剂置于阴道后穹窿,尽量接触到子宫颈 　　6.栓剂逐渐被吸收

阴道栓剂的正确使用方法

二、阴道栓剂在生理期能用吗

经期对于女性而言是一段特殊的生理时期，很多东西不敢吃，很多事情不能做。比如，经期要注意保暖，尽量不吃寒凉食物，不宜坐浴和盆浴，禁忌阴道用药等。如果女性有妇科炎症，用栓剂合并口服药物治疗时，经期可将阴道塞的栓剂停用，继续口服药物就可以了。月经结束后要不要继续，需要咨询医生。

第五节

如何正确选择和使用妇科洗液

市面上的妇科洗液五花八门、种类繁多，可谓是"乱花渐欲迷人眼"，再加上各种广告，使很多女性不知该如何选择。

一、洗液大致分三类

1. "妆"字号

属于日用化妆品类，主要作用是清洁污垢、滋养私处皮肤或黏膜、消除不良气味。"妆"字号的洗液没有消炎的作用。

2. "消"字号

属于消毒品类，可通过化学、物理、生物的方法消灭或消除环境中的致病微生物，以达到杀菌消毒的目的。"消"字号洗液有一定的刺激性，不建议日常清洁长期使用。

3. "药"字号

属于药品，有严格的生产检测标准，需详细注明主要成分、功效、用途、使用方法等，只能在医院和药房销售。

需注意的是，"消"字号、"药"字号洗液都有治疗作用，应慎用，使用时最好咨询医生。"妆"字号洗液与普通沐浴露、洗发水、洗面奶类似，其成分与普通沐浴露相差不大，但即便是性质较温和、没有太多的药物成分，也建议日常护理用清水，少用洗液。

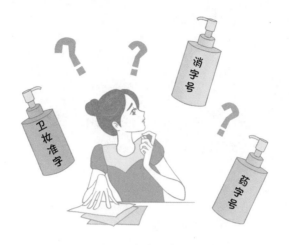

不同规格的妇科洗液，使用效果不同

妇科洗液的选择

妆字号		一般含一些天然植物成分，本质上是日常的洗护类产品。里面含有香精、防腐剂或者起泡剂，有引起炎症的风险
消字号		主要含有一些杀菌抑菌或是中药成分，但不能代替药物。长期使用会造成阴道菌群紊乱，破坏阴道自洁功能，可能引起各种不适症状
药字号		主要用于治疗各种阴道炎症，内含比消字号洗液杀菌作用更强的成分

妇科洗液的分类及用途

二、两种情况不宜用洗液

1. **经期**。在月经期间，建议女性朋友日常护理用温水清洗外阴即可。

2. **妇科检查前**。进行妇科检查前，很多人会先用洗液做清洁，殊不知，如果过度清洁，检查时可能无法及时发现阴道内异常的分泌物，导致结果出现偏差。

三、教你正确选择洗液

方法1："平平淡淡"才是真

很多女性在选购日常洗护用品如沐浴露、洗面乳时，常将"自己是否喜欢这个香味"作为选购的标准，但这样的方法并不适用于女性护理液，因为私处较其他部位的皮肤更加娇嫩，洗护用品中添加的香精或多或少有些刺激性，长期使用后会导致私处过敏或发生炎症。所以，应尽量选择无味或香味清淡的女性护理液。还有人认为，泡泡越多，清洁得越干净，其实含有过多发泡剂的产品也可能刺激私处造成损伤，因而选择低泡产品更为适宜。

长期过度或不当使用洗液，可能会导致外阴瘙痒、疼痛、白带增多等不适。

方法2：pH值要看好

我们平时用的香皂和沐浴液多为弱碱性，并不适合用在私处，健康女性私处的pH值在4~5，属于弱酸环境，这样乳酸杆菌才能正常生长，维持阴道的健康。

洗液pH值过高或者过低，都会破坏私处健康的弱酸环境，造成阴部干涩、瘙痒，甚至引发妇科炎症。

所以，在选购护理产品时一定要注意了解产品的pH值，越是接近女性私处的pH值越理想。

方法3：日常护理不选添加抗生素成分的洗液

健康女性阴道内有大量乳酸杆菌，使用含抑菌甚至抗生素成分的洗液，会破坏阴道的微生态平衡，易出现耐药菌，所以对于健康女性来讲，如无必要少用为宜。

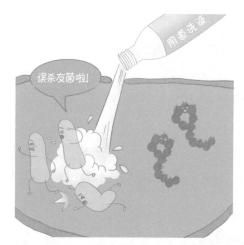

盲目使用含抗生素成分的洗液，会破坏阴道内的微生态平衡

方法4：不要盲目相信广告

不要被洗液的广告所迷惑，"洗洗更健康"其实是最大的谣言！

第六节

炎症有好转时阴道塞药可以提前停药吗

妇科炎症是女性常见疾病，发病人数多，大多数不会引起更严重的病症，很多人在用药后很快就有好转。

那么，好转之后能不能马上停药呢？

当然不能！

每种炎症的治疗都有用药依据和疗程。当药物显效时，不少患者会有明显的舒适感，但是这种好转并不能代表已经痊愈，仍需要进一步巩固强化治疗。

不用担心阴道炎常规治疗的药物会影响阴道菌群环境，临床常用的甲硝唑、克霉唑都不影响阴道乳酸杆菌的生长，所以足量足疗程治疗，可在用药抑制其他病原体的同时，给予乳酸杆菌充分繁殖的时间和空间，帮助恢复菌群数量和功能。

故而阴道用药后有好转但疗程尚未结束时，不要提前停药。

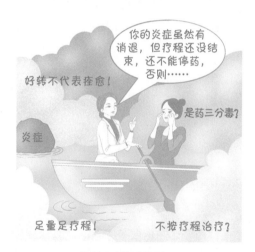

妇科炎症治疗原则

第七节

治疗阴道炎是阴道塞药好还是口服用药好

临床上很多女性都有这样的困惑，用药选口服好还是阴道塞好？一起用会不会更好？其实在阴道炎的药物选择上，主要遵循对症治疗。根据化验结果提示由哪种致病菌引起，给予相应的药物治疗。

一、细菌性阴道炎的用药选择

细菌性阴道炎最经典的药物成分是甲硝唑。甲硝唑分为片剂、栓剂还有凝胶等剂型，不同剂型的药物根据浓度设计为不同的剂量。比如甲硝唑片，每片0.2克，在阴道炎口服治疗中，每次需要口服2粒，每日2次。

同样是治疗细菌性阴道炎，如果采用甲硝唑栓剂，则每日用一粒即可。我们强调不是所有部位的炎症都可以采用局部用药，但阴道炎可以。

阴道用药有个很大的好处，便是局部用药效果很明确，而且减少了口服用药的肝脏首过效应，能迅速缓解症状。一般有性生活的女性，妇科医生会首选阴道局部塞药。

处于月经期或者没有性生活的女性，阴道用药有所不便，可以考虑口服用药。对于甲硝唑过敏的人群，克林霉素也是一种很好的选择，医生可以根据炎症的类型来选择口服制剂、阴道凝胶和栓剂。

二、霉菌性阴道炎的用药选择

对于霉菌性阴道炎，药物选择也很多，包括硝基咪康唑、克霉唑等阴道制剂，还有氟康唑、伊曲康唑或两性霉素等口服制剂。选择时以药物敏感、治疗效果优为原则。比如轻症的霉菌性阴道炎，可以选择克霉唑阴道片0.5克规格，每3～4天阴道用药；或者氟康唑150毫克顿服，具体选哪种，需听从医生的指导，不建议私自用药。而对于滴虫性阴道炎，口服治疗效果优于局部用药，故优先选择口服治疗。

原则上若局部用药方便且效果好，则尽量不采取口服用药。能用一种药物解决，尽量不联合多种抗生素。有针对性的抗生素比广谱抗生素更不易使人体产生耐药性。

第八节
阴道出血还能用阴道栓剂吗

很多女性在阴道炎进行塞药治疗过程中，发现阴道出血，会恐慌甚至手足无措，到底是继续用，还是停下来呢？

一、找出阴道栓剂使用过程中阴道出血的原因

1. 阴道干涩、阴道炎性反应重。当阴道上皮细胞充血肿胀时，抵御能力较差，加上阴道塞药时角度不对、手指甲长或者手法粗暴等，都可能引起阴道壁或者宫颈划伤而出血。

2. 宫颈息肉、肿瘤或者宫颈炎性改变时，也容易出现接触性出血。

3. 阴道用药和月经恰巧赶到一起。

4. 药物过敏引起阴道黏膜肿胀出血。

二、阴道干涩、炎症反应重，怎么办

阴道干涩大多发生在中老年女性人群中，因为绝经后雌激素水平下降，外生殖器萎缩，阴道上皮黏膜变薄、变脆，易出现感染和划伤出血，这一类人群在用药时一定要保持手的卫生，用药前无论是否戴了指套，都要先用肥皂认真洗手。如果觉得太干涩无法送入，可以辅助少许润滑油。

另外，中老年人群应用局部消炎药治疗阴道炎时，在经典的治疗方案中需要加用局部雌激素，以促进黏膜恢复，加速炎症的好转，局部雌激素可以选择油软胶囊或者软膏。

用药时可以根据实际情况选择适合自己的小技巧，比如白天安排外用的雌激素涂抹，夜间睡觉前再塞阴道栓剂，或者用栓剂之前先涂雌激素润

滑阴道外口、阴道壁，再塞消炎的栓剂，这样做可以起到润滑和保护黏膜的作用。

三、宫颈息肉、肿瘤或者重度的宫颈炎，怎么办

对于宫颈息肉、肿瘤或者重度的宫颈炎，可以在塞药时缓缓地纳入，不要粗暴地碰出血；也可以选用凝胶剂型的药物。比如，治疗细菌性阴道炎时，如果宫颈容易出血，就不要选择甲硝唑栓剂，应使用甲硝唑凝胶，这种药物剂型贴合度好，容易吸收，而且可以在距宫颈一段距离的位置，达到有效向前填充的效果。还可以考虑口服剂型，减少接触性出血的发生。在阴道炎好转后，要尽早解决原发病，如摘除宫颈息肉或者切除肿瘤等。

四、赶上月经来潮，怎么办

用药期间恰巧赶上月经来潮，则需要停止阴道用药，必要时以口服药替代。

五、药物过敏，怎么办

出现药物过敏和过度刺激时是需要停药的，不要想着继续观察建立药物耐受。

目前市面上的妇科药用栓剂在上市前都经过了临床试验，绝大多数人应用后不会有特别明显的不适。但也会有个别患者用后会出现严重的阴道过敏反应，甚至出现阴道上皮剥脱出血。

第九节

刚停药又发炎该不该继续用药

得过妇科炎症的女性都知道，有时候患阴道炎，用药后效果很好，一次用药很久不复发。但也有时候，用药刚结束，甚至才用到一半，不舒服的感觉又卷土重来。这时候是应该继续用药还是重新检查？

其实这并没有定论，妇科炎症需要针对性用药，足量足疗程。此外，还要考虑用药方法是否正确。刚停药就复发炎症主要考虑以下几个原因。

1. 用药方法不正确

阴道用药时，如果药物未达到应有的深度，或阴道内有死角，使病原体没有被完全消灭，会导致整个疗程结束之后，炎症没有彻底消除，很快卷土重来。我曾有一个患者，阴道炎反复发作，总也好不了，妇科检查的时候发现她阴道不仅存在严重的萎缩和宫颈内陷，隐窝里还存在大量的脓黄色分泌物，用最小号的阴道窥器都无法曝露宫颈深处，遇到此类情况，不管用什么药，效果都不会太好。

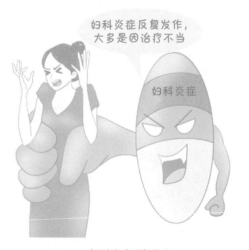

妇科炎症反复发作，大多是因治疗不当

妇科炎症

妇科炎症反复发作

2. 存在阴道的混合性感染

如果阴道存在细菌合并霉菌感染，但治疗时只针对单一病原体用药，在用药治疗的过程中，另一种病原体会繁殖生长。这种情况在前期刚开始用药时会有好转，但到后期，会逐渐出现症状加重，此时建议到医院重新检查白带，抗菌药宜选择覆盖细菌和霉菌菌谱的抗生素或者联合使用多种抗生素。还有些女性可能是因为合并有支原体、衣原体、淋球菌等其他致病菌感染。遇到反复发作的患者时，要加做一些相关检查。

3. 身体状态差

还有一类女性，她们熬夜、加班、压力大、睡眠不好、肥胖、不爱运动，导致身体状态很不好，阴道的防御能力也会受影响。

特别是绝经后的女性，阴道炎会反复发作，这是因为卵巢功能衰竭后，身体雌激素分泌骤然减少，依靠雌激素才能正常运转的器官都会受到相应的影响。

阴道失去了雌激素的滋养，会出现外阴和阴道萎缩，阴道上皮黏膜变薄、变脆、弹性变差，曝露出黏膜下的血管，很容易发现成片的出血点。而且阴道黏膜变薄萎缩后，上皮内糖原也会减少，导致阴道益生菌失去了能量供给，无法继续生存，阴道环境无法维持应有的弱酸性，致病菌非常容易繁殖生长，引起黏膜发炎甚至出血。

所以，身体抵抗力差的女性，不但要改掉不良生活习惯，还要适当运动增强体质。常发阴道炎的老年人群，可在医生指导下，局部外用雌激素，用于改善和预防阴道炎。

4. 合并糖尿病

有合并糖尿病的女性，或血糖控制差的人群非常容易反复发作阴道炎。因为糖尿病患者血糖高，高糖状态下阴道糖原合成旺盛，致病菌也更易繁殖，炎症更不容易得到控制。

虽然阴道炎看上去只是一个小问题，但也要考虑身体是否有其他疾病及并发症，特别是易导致炎症反复发作的合并症人群，不但要进行抗感染治疗，还要及时控制其他疾病。

第十节

网络爆火的益生菌预防妇科炎症到底有没有用

近几年网络刮起一阵怪风，形形色色的口服益生菌，打着调理女性炎症的旗号，大卖特卖，很多女性为了健康想要试一试。

在医院看病时，医生也可能会开益生菌，维护阴道的菌群环境，减少炎症频繁复发。

那么，在医院开的益生菌和网络上卖的益生菌有什么区别呢？

实际上，妇科医生常用的是阴道用乳酸杆菌。在易反复发作的阴道炎治疗疗程结束后，在条件允许的情况下，适当用益生菌，有助于阴道菌群建立和pH值的恢复。

市场上的口服益生菌，经过消化道里胃酸和酶的作用，能存活下来的肠道菌群数量很少，大部分都和粪便一起排出体外。鉴于此，口服益生菌在妇科领域的应用不足以令人信服。

健康女性的阴道内微环境中各种菌群处于动态平衡状态，各菌群数量是以亿计的。每个人阴道内的菌属类型、数量、比例各不相同，补充的菌数量是否足够、菌属是否和阴道内相符，是否能够足量定植，在选择益生菌时都需要考虑。

正常人群补充外源的益生菌，容易竞争抑制自身有益菌群的发展，反而起不到积极的作用。

所以，益生菌不能乱用，效果难以预料，用错了甚至可能适得其反！

闫医师小叮咛

怎样提高免疫力

　　提高免疫力的关键在于均衡饮食，维持肠道微环境的平衡，同时要保证合理的体能锻炼、规律的作息、愉悦的心情。而改善肠道环境的关键在于肠道细菌的激活，肠道有益菌在良好的活力状态下，才可以消化食物、杀灭病原体、合成维生素，将能够让我们身心愉悦的多巴胺和5-羟色胺的前体物质传送至大脑。肠道健康了，我们才不容易生病。因此，多食用富含膳食纤维的食物，增加肠道细菌的数量，是提高免疫力的好方法。

第三篇

具体疾病
治疗篇

看病有的时候和相亲一样，聊得投缘时，医生也很愿意多讲几句，作为患者也可以对病情有个更深入的了解。但是大多数时间，因为医院的工作节奏快，不论医生还是患者都处于比较焦虑的状态，没有办法解释所有疑问，这就导致很多人的就诊体验不是那么好。很多女性就诊时带着很多问题，却没有机会问或者没有得到全面的解答。

本篇内容就是针对妇科临床上最常见的疾病和被问到最多的问题，汇总而成。我把每个疾病从发现—病因分析—临床治疗—生活管理和预防等方面，结合诊疗指南及临床经验，全面细致、简单通透地讲述清楚，使读者能知其然并知其所以然，不再忧心、不再焦虑。

第一章
外阴部位病变

痘痘长在脸上让人心烦；如果长在私处，更令人焦躁和心生恐惧，还会对性伴侣产生猜疑。有时候这些痘痘还会引发瘙痒、分泌物异常等不适症状，让人很尴尬。这些痘痘究竟是什么？是什么原因引起的？外阴长痘痘是属于"皮肤病"，还是属于"妇科病"呢？这一章，我陪大家一起寻找答案！

第一节
外阴毛囊炎

很多人觉得，私处长痘一定是感染了性传染病，开始怀疑性伴侣。其实，不是所有的痘痘都是"不干净"的病。如果痘痘用手摸上去痛痛的，像青春痘的感觉，可能仅仅是外阴毛囊炎，发病原因无外乎潮湿、闷热、分泌物多、久坐不透气、不注意外阴卫生等，不必恐慌。

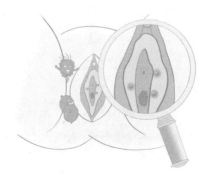

私处长痘

治疗上除了保持良好的卫生习惯以外，还可以用1:5000高锰酸钾溶液每天坐浴10分钟，用夫西地酸乳膏或者莫匹罗星软膏外涂，没几天就不痛不痒了。注意治疗期间不要有性生活，不要抽烟、喝酒，饮食忌辛辣。

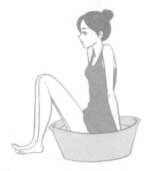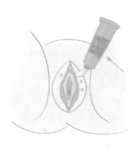

每天 1:5000 高锰酸钾溶液
坐浴 10 分钟

外用涂抹夫西地酸乳膏
或者莫匹罗星软膏

外阴毛囊炎治疗方案

友情提醒，很多人患外阴毛囊炎的同时可能会合并有阴道炎，但是没有很敏感地察觉到分泌物的变化。建议在外用药膏治疗的同时，最好能够到医院做一个白带常规检查，也许外阴毛囊炎的原发病是阴道炎，解决了原发病，外阴毛囊炎才会痊愈。

第二节
假性湿疣

假性湿疣很多人没听说过，它没有尖锐湿疣"名气大"，外观和真性湿疣相似，本质上却有区别，它也被称为"绒毛状小阴唇"，在青年女性中比较常见。

假性湿疣经常出现在小阴唇内侧和尿道口、阴道口、处女膜等处，呈成片的鱼子状丘疹或绒毛样指状突起，表面比较湿润、潮红且有光泽。它不属于性传播疾病，无传染性，而是一种良性的乳头状瘤，与发育有关，不会对身体产生危害，所以一般不需要治疗。

孕妇得了假性湿疣也不需要担心，它既不会危害胎儿的健康，也不会影响生产。如果实在不能容忍它毛茸茸的外观，非要治疗，可以采取激光治疗。

日常护理时，注意保持外阴清洁、干燥，选择洁净的卫生巾和卫生纸，避免穿紧身裤。注意性生活卫生，分泌物多或者阴道有炎症时及时治疗。

第三节

前庭大腺囊肿

前庭大腺囊肿又叫巴氏腺囊肿，也是发生在私处的包块。前庭大腺位于大阴唇后部，如黄豆大，左右各有一个，其腺管细长（长1～2厘米），其开口位于小阴唇与处女膜之间的沟内。正常情况下，前庭大腺分泌的液体可以通过腺管进入阴道，维持阴道湿润。若前庭大腺管开口阻塞，分泌物聚积于腺腔，则可形成囊肿。

一、前庭大腺囊肿是怎么来的

1. 慢性炎症导致前庭大腺腺管阻塞，分泌物排出不畅，积聚在一起形成囊肿。

2. 急性前庭大腺炎症消退后，如腺管仍阻塞，分泌物不能排出，脓液被吸收后，液体逐渐转清，积聚形成囊肿。

3. 分娩时阴道及会阴外侧裂伤，形成瘢痕，或不正确的会阴侧切损伤了前庭大腺腺管，使管口闭塞，分泌物潴留，也会引起囊肿。

前庭大腺囊肿

4. 先天性前庭大腺腺管狭窄，或分泌物黏稠，前庭大腺分泌液排出不畅，形成囊肿。

二、前庭大腺囊肿会带来哪些不适

前庭大腺囊肿较小时，并没有不适症状，囊肿长大后，外阴会有坠胀感，步行会受影响，有时会影响大小便。同房时有压迫症状，会明显感到不适。前庭大腺囊肿可能一侧发病，也可能两侧一起发。如果出现触痛明显、有波动感，说明可能化脓了。脓肿大小不一，多呈鸡蛋大小，最大的可如中号的鹅蛋。感染时常伴腹股沟淋巴结肿大，严重者可伴有发热、头痛、白细胞增高等全身症状。如脓肿破溃、脓液流出后，局部疼痛明显缓解、充血水肿减轻，全身症状即可消失；若破口较小，或者脓肿有多个囊腔，脓液不能完全排出，病变可能反复发作，迁延不愈。

三、前庭大腺囊肿如何治疗

前庭大腺囊肿可以长期存在、生长缓慢、多年不变，若没有炎性反应且不妨碍日常生活，则可以与之和平共处，无须治疗。若囊肿逐渐长大，或反复感染，形成脓肿，可行前庭大腺囊肿、脓肿造口手术。

当前庭大腺发生感染，最好采用药敏试验来选择敏感抗生素，药敏试验要用脓液来做分泌物培养，需要几天时间，但临床上治疗不会停止，在化验结果出来前，可选择广谱抗生素或者联合用药。脓肿里的病原体多是需氧菌、厌氧菌及衣原体的混合感染，常用抗生素有青霉素类、头孢菌素类。当出现全身症状，伴发热、白细胞升高时，选择静脉滴注抗生素。

比如：青霉素80万单位肌注，每日2次；

甲硝唑每次0.2~0.4克，每日3次；

喹诺酮类抗菌药，如诺氟沙星、环丙沙星、乳酸左氧氟沙星，每次0.2克，每日2次。

在仅有发炎时可口服抗生素，当形成大脓包，抗生素已无法作用于脓腔时，需要切开引流。具体治疗时请遵医嘱。

四、平时怎样护理前庭大腺囊肿

日常需要注意保持良好的卫生习惯，排便后用清水清洗。穿宽松、透气的纯棉内裤，每天及时更换清洗，在阳光下晾晒。发生囊肿后可用0.1%聚维酮碘液或1:5000高锰酸钾溶液坐浴。饮食上，前庭大腺囊肿患者无须特殊要求，平时可多吃蔬菜、水果和富含蛋白质的食物。术后应注意避免食用辛辣刺激性食物。

五、怎样预防前庭大腺囊肿的发生

1. 定期体检，发现阴道炎要早治疗，以免炎症引起腺体阻塞。
2. 避免外阴外伤，注意外阴的清洁。
3. 治疗后，外阴局部应保持清洁卫生，不穿化纤内裤，经常换洗内裤，避免阴道分泌物、尿液、粪便的污染。
4. 均衡膳食，坚持锻炼，不要久坐，养成健康的生活习惯。
5. 注意性卫生、性安全。拒绝高危性行为，防止感染性疾病的传播。

第四节

非特异性外阴炎

很多人有过这样的经历，月经期忙得忘记换卫生巾，过很久之后，私处皮肤红肿起痧，有痛刺的感觉，阴道却没有什么不舒服，这很可能就是非特异性外阴炎。顾名思义，非特异性外阴炎并不是由于哪种特定致病菌引起的，而是由于外阴不洁或者是异物刺激引起的没有典型特征的炎症。

一、什么原因容易引发非特异性外阴炎

1. 长期穿着过紧的尼龙内裤，会导致外阴皮肤黏膜不能正常透气，分泌物长时间聚集附着于皮肤黏膜上，引起外阴炎症。女性外阴部位的皮肤汗腺丰富、皱褶多、透气性差，加上局部摩擦，这些刺激都会造成外阴皮肤黏膜损伤，产生非特异性外阴炎。

2. 其他疾病引起阴道分泌物增多，如炎性白带、经血或产后恶露、尿瘘、粪瘘，糖尿病患者分泌物等长期刺激，导致外阴部细菌感染。

3. 由于居住环境卫生条件差，洗衣时内裤与其他衣物混洗，或用手搔抓外阴部，都可能造成交叉感染。

4. 不正确的体能锻炼、不当的性生活造成外阴皮肤黏膜损伤，可能导致非特异性外阴炎。

5. 其他如卫生巾、护垫等卫生用品的过敏等。

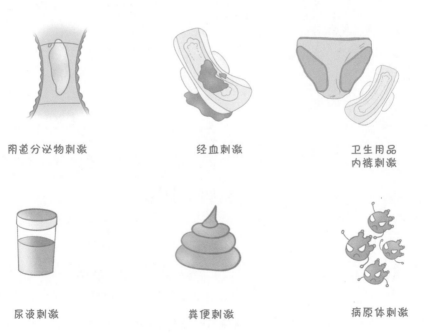

阴道分泌物刺激　　　　经血刺激　　　　卫生用品
　　　　　　　　　　　　　　　　　　　内裤刺激

尿液刺激　　　　　　　粪便刺激　　　　病原体刺激

形成外阴炎的病因

二、非特异性外阴炎有哪些症状

非特异性外阴炎常见症状为外阴部皮肤奇痒无比、伴有一种烧灼感及疼痛感，常在一些剧烈活动、性交以及排尿后不适感会明显加重。外阴炎急性期会出现红肿、充血以及抓痕。外阴炎慢性患者会感觉又痛又痒，甚至外阴会出现开裂、苔藓化现象。还有些患者会出现小阴唇内侧肿胀、充血、糜烂以及外阴处大片湿疹。

三、非特异性外阴炎该如何治疗

治疗外阴炎时，要做好外阴部的清洁卫生、保持外阴部干燥，一定不要用手抓挠。不要使用药物擦洗外阴，不要穿化纤材质的内裤。外阴炎急性期需要卧床、禁欲。避免进食各种辛辣食物，远离烟酒。如果有必要可以选用消炎药或者止痒药物进行治疗。

另外，治疗时一定要找出病因，如果是阴道或者宫颈发炎，先治疗这些部位的炎症，外阴炎也会随之痊愈。如果是糖尿病导致的外阴炎，就先治疗糖尿病。发现有尿瘘、粪瘘，则要及时修补，从根源上治疗外阴炎。

闫医师处方笺

治疗外阴炎处方

处方：应用1:5000高锰酸钾液坐浴，每天坐浴两次，水温40℃，每次15～30分钟，5～10次为一疗程。

莫匹罗星软膏外涂，每日3次，5日为一疗程。

四、日常生活中该如何预防外阴炎

1. 不要过度清洗阴道

健康的阴道具有自洁能力，日常护理中不要用清洁剂或者消毒药水清洁阴道，只用温水冲洗外阴便足够了。

2. 穿棉质透气的裤子

平时不要穿紧身裤，尽量穿棉质透气内裤，保持清洁干爽，尽量少用卫生护垫。若有必要使用卫生护垫，则要注意经常更换。

3. 少吃辛辣刺激食物

辛辣刺激性的食物不利于身体的免疫系统，容易引发炎症。

4. 不滥用抗生素

抗生素虽然能够杀死细菌，但是如果长期大量使用会导致阴道正常菌群失调，从而降低阴道自身免疫力。

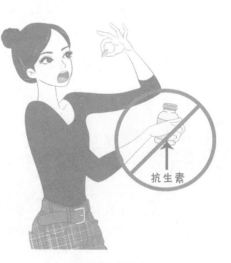

抗生素

不能滥用抗生素

5. 保持良好的心态

愉悦的心情有利于健康。

6. 注意性生活中的卫生

每次性生活前后都应当对外阴进行清洁，月经期间尽量不要有性生活。

第五节
外阴湿疹

外阴湿疹是妇科特别常见的外阴过敏性皮肤病，以瘙痒为主要症状。容易长湿疹的女性多为过敏体质，当身体免疫系统在接触到外界刺激时，外阴皮肤、黏膜会出现很强烈的反应，有些甚至有明显的红肿和疱疹。

一、外阴湿疹发生的原因

卫生习惯一直没有变，为什么最近外阴又红又肿呢？导致这种情况的因素有慢性代谢性疾病、尿瘘、粪瘘、长期感染性疾病、免疫功能低下、卫生巾没选对等。

二、外阴湿疹的症状有哪些

除了难以忍受的剧烈瘙痒外，外阴湿疹还会出现红肿、水疱、烧灼感、渗液，甚至局部皮肤粗糙、增厚，色素沉着严重，好转之后还会蜕皮。

三、患了外阴湿疹怎么办

得了外阴湿疹，可以选择局部用药治疗。

1. 收敛剂，如炉甘石洗剂，孕妇也可使用。

2. 激素类软膏，比如曲安奈德软膏、糠酸莫米松软膏。

3. 免疫抑制剂药膏，如他克莫司软膏。

如果痒感剧烈，可以加用口服抗组胺类药物，如氯雷他定、西替利嗪等。服药需遵医嘱。

四、外阴湿疹期间的注意事项

外阴湿疹作为过敏性皮肤病，生活中一定要戒烟戒酒，避免辛辣刺激的食物。平时可以涂抹一些保湿霜，同时减少外界刺激。不要过度清洗外阴或者使用有刺激性的洗液。勤换内裤，保持会阴清洁、干燥，穿宽松衣裤。尽量远离致敏原。

第六节
阴虱

小时候家庭卫生条件不好的女性，一定对虱子不陌生。以人类为宿主的虱有三种，头虱、体虱和阴虱，阴虱寄生在阴毛处，是半透明、黄色的蟹状虫，成虫大小1~3毫米，形如螃蟹，无翼，借助几双大爪吸附在毛发上，同时还可以看到白色颗粒状的虫卵。阴虱的繁殖能力很强，每天可以繁殖40~50个，通过性生活接触传播，属于性传播疾病。

一、阴虱是怎么传播的

阴虱的传播途径可分为三种：性传播、直接传播和间接传播。

1. **性传播**。占阴虱传染的95%，阴虱一般离不开阴毛，当性交时，阴毛接触使阴虱有机会传染新的宿主。闷热潮湿的环境更适合阴虱的生活和繁殖。

2. **直接传播**。除了性行为之外的其他直接接触也会传染，包括同床共枕、边缘性行为和搔抓等。

3. **间接传播**。接触阴虱感染者的衣物等也可能感染。阴虱离开人体可以存活2天左右，接触被污染的内裤、毛巾、床单、马桶等用品，也有感染风险。卫生条件比较差的集体宿舍更加容易通过间接传播造成感染。

二、被传染阴虱会有什么症状

1. **阴部瘙痒**。这种瘙痒主要是阵发性瘙痒，夜间瘙痒最严重。阴虱以吸血为生，夜间最为活跃，活动时部分人会有蚁爬感，仔细观察可以见到缓慢移动的阴虱成虫。

2. **红疹、血痂**。阴虱在吸血时，一头扎进皮肤内，向皮下分泌唾液，唾液入血可防止血液凝固方便吸食，导致血红蛋白变性而发生红疹。

3. **内裤褐色血迹**。阴虱繁殖速度快，虫卵呈白色沙砾样，阴毛根部可见皮屑样的成虫附着，抓握牢固。内裤上常有红色或暗褐色点状血迹，为阴虱吸血处出血及排泄物污染引起的，这个临床表现非常有特点。

三、发现阴虱怎么办

阴虱易诊易治，发现后不必惊慌。治疗方法如下。

1. 剃光阴毛，可以直接减少成虫量，使症状迅速缓解。

2. 内裤冷水清洁后，用开水烫洗，在太阳下暴晒。

3. 治疗期间禁欲2周。

4. 局部用药。用中草药百部煮水坐浴或者用百部酊喷涂，用10%的硫软膏涂抹患部，早晚各涂抹1次，连用10～15天，可以将潜藏在表皮和毛囊根部的阴虱虫卵彻底杀灭，防止残留的虫卵重新孵化。

5. 对症治疗。若瘙痒剧烈可用抗组胺药，比如氯雷他定或西替利嗪等缓解症状，如有继发细菌感染则应用抗生素。用药前需咨询医生。

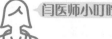

阴虱还会复发吗

会的!

阴虱不同于其他病毒感染,它是寄生虫,痊愈后,再次接触仍会感染。所以平时要注意个人卫生,勤洗澡,勤换衣。

日常生活中,毛巾、床单、内衣裤等要常放置在太阳下暴晒消毒,马桶、浴盆等物品要定期用消毒液清洁;出差或旅行时,不要用公用浴巾,不与他人共用卧具。

阴虱容易在配偶或性伴侣间交叉感染。因此,治愈之前禁止性生活。性伴侣要同时治疗,防止反复传染。

第二章
阴道炎症

阴道是个"江湖"，其中活跃着形形色色的菌种，乳酸杆菌作为"武林盟主"，在阴道中占主导地位，在"盟主"的领导下，各菌种和谐共存。当正常菌群乳酸杆菌减少，功能下降，无法掌握全局时，"暴民"动乱就会引起"江湖纷争"，发生阴道炎。根据"暴民"的类型，我们将常发的阴道炎分为滴虫性阴道炎、霉菌性阴道炎、细菌性阴道炎、需氧菌性阴道炎等。这一章将告诉大家如何鉴别不同类型的阴道炎，它们各自有什么症状，如何诊断和治疗，应该采取哪些措施进行日常护理和预防，让大家心里有数，不慌张！

第一节
滴虫性阴道炎

阴道里也能生虫？是的，滴虫性阴道炎就是由阴道毛滴虫引起的。毛滴虫不仅寄生于阴道，还存在于尿道、尿道旁腺以及男性包皮皱褶、尿道和前列腺中。毛滴虫能消耗氧气，使阴道里成了厌氧的环境，给厌氧菌繁殖提供了条件，所以滴虫性阴道炎可能会合并厌氧菌感染。

毛滴虫呈梨形，后端尖。虫体顶端有4根鞭毛，体部有波动膜，后端有轴柱凸出。活的毛滴虫透明无色，呈水滴状，诸鞭毛随波动膜的波动而摆动。滴虫的生活史简单，只有滋养体而无包囊期，滋养体生命力较强，隐藏在腺体及阴道皱襞中的滴虫在月经前后繁殖旺盛，引起炎症的发作。

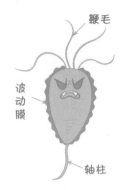

鞭毛

波动膜

轴柱

滴虫的样子

一、阴道毛滴虫有哪些特点

1. 环境适应性强。 毛滴虫对不同的环境适应力很强，能在25～42℃条件下生长繁殖，3～5℃的低温可生存21天，在46℃时仍能生存20～60分钟，脱离人体后在半干燥的条件下也可生存数小时。女性阴道与外界直接相通，给毛滴虫的入侵提供了便利条件。人体温度37℃恒温是毛滴虫繁殖生长的最佳环境，一旦密不透气，阴道就会成为毛滴虫繁殖基地。

2. 生长环境受pH值影响。 毛滴虫不但寄生于缺氧的阴道内，还可侵入尿道和尿道旁腺，甚至上行至输尿管及肾盂。最适宜于毛滴虫生长的pH值是5.2～6.5，如pH值为5以下或7.5以上，则毛滴虫的生长会受到抑制。女性生殖内环境健康酸碱度是弱酸性（pH值小于5），可抑制毛滴虫生长，经常内洗会破坏其酸碱度，适合毛滴虫生长繁殖。

3. 月经前后容易繁殖。 月经前后阴道pH值接近中性，隐藏在阴道和皱褶中的毛滴虫容易繁殖，引起炎症。

二、怎么感染上滴虫性阴道炎的

1. 性交与边缘性行为

性传播对阴道毛滴虫来说可是最安全、最快捷的传播方式，体液及其他分泌物都是它们的"直通车"。

2. 公共场合接触传染

间接传播对毛滴虫来说有点麻烦，很可能中途就"挂了"，但在阴道毛滴虫离开人体尚能够存活的这段时间，有可能还会传播给别人。所以要警惕它可能会通过被污染的毛巾、游泳池、公共澡堂及温泉、坐式马桶来到你的身边。

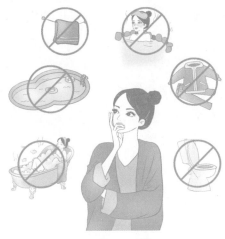

公共场合接触传染

3. 母子垂直传染

当母亲受到阴道毛滴虫感染时，新生儿也有染病的可能，孕妈妈感染毛滴虫还可导致胎膜早破、早产及新生儿体重偏轻。

三、感染了滴虫性阴道炎有哪些症状

一般来说，毛滴虫感染的潜伏期为4～28天，之后开始出现临床症状，最主要的症状就是稀薄的泡沫状白带增多，若有其他细菌混合感染，则排出物呈灰黄色、黄绿色脓性分泌物，有腥臭或霉味，伴有阴道瘙痒、阴道周围发炎和烧灼感，容易出现尿频、排尿困难、排尿或性交时疼痛等症状。

少数患者阴道内有滴虫存在而无炎症反应。有人认为滴虫单独存在时不引起炎症，但因其消耗阴道上皮细胞内糖原，改变了阴道酸碱度，破坏了防御机制，促进继发性的细菌感染，从而引起炎症发作。

四、如何确诊滴虫性阴道炎

以下检测任何一项阳性即可确诊。

1. **悬滴法**。可在阴道分泌物中找到阴道毛滴虫，是最常用、最经济的方式。

2. **核酸扩增试验**。是诊断滴虫阴道炎的"金标准"，诊断的敏感性和特异性均超过95%。

3. **阴道毛滴虫培养**。也是诊断滴虫阴道炎的"金标准"，其敏感性为75%～96%，特异性高达100%。

五、滴虫性阴道炎如何治疗

滴虫性阴道炎患者可同时在尿道、尿道旁腺、前庭大腺多部位感染毛滴虫，故治愈此病需全身用药，并避免阴道冲洗。

1. 全身用药

甲硝唑2克，单次口服。
替硝唑2克，单次口服。
甲硝唑400毫克，每日2次，连服7日。
用药前需咨询医生，遵医嘱。
滴虫性阴道炎口服药物治愈率达90%～95%。哺乳期女性服用甲硝唑者，服药后12～24小时内避免哺乳；服用替硝唑者，服药后3日内避免哺乳。

2. 性伴侣的治疗

性伴侣需要同时治疗，用药期间禁止性生活，避免交叉传染。

3. 妊娠期的治疗

妊娠期滴虫性阴道炎可导致胎膜早破、早产以及出生儿体重低等不良妊娠结果。妊娠期治疗的主要目的是减轻症状。目前对甲硝唑能否改善滴虫性阴道炎的不良妊娠结果没有定论。替代治疗方案为甲硝唑400毫克，每日2次，连服7日。甲硝唑虽可透过胎盘，但未发现妊娠期用甲硝唑会增加胎儿畸形或人体细胞突变的风险。替硝唑在妊娠期的安全性尚未确定，应避免应用。

滴虫性阴道炎的治疗要坚持1～2个疗程，自觉症状消退后要去医院检查，实验室检查至少3次毛滴虫阴性才能认为治愈。

六、怎样预防滴虫性阴道炎

1. 养成勤洗手习惯。阴道毛滴虫对周围的适应性很强，所以养成良好的卫生习惯至关重要，特别是饭前便后要洗手。

2. 科学清洁外阴和肛门，毛巾及盆要专人专用，尽量避免使用公共坐式马桶或与他人共用浴盆、浴缸，最好是淋浴。

3. 正确选择女性护理液和卫生巾，洗液选择弱酸性配方的产品，卫生巾要注意产品质量，且要勤更换。

4. 多喝水、多排尿，能避免阴道毛滴虫在尿路的繁殖，可降低尿路感染。

5. 讲究个人卫生，要勤洗澡，不提倡盆浴，衣物要单独存放，经常换洗。

6. 避免穿紧身裤及内裤，选择吸汗舒适的棉质内裤，保持阴部清洁干爽，减少阴道毛滴虫生长的机会。

7. 保证睡眠充足。

8. 洁身自爱，避免不洁性交，把握性生活的频率。性交后尽快排尿，可冲走细菌，并用弱酸配方的女性护理液清洗私处。

对于滴虫性阴道炎的预防最简单的就是定期检查，积极发现和治疗。提倡洗澡用淋浴，滴虫病患者及带虫者不得进入公共游泳池。

第二节

霉菌性阴道炎

霉菌性阴道炎是发病率第二高的女性阴道炎，仅次于细菌性阴道炎。霉菌性阴道炎不是性病，也不是疑难杂症，多数是由于内源性菌群紊乱引起的炎症。但它的发病症状在所有阴道炎中最为严重，特别容易反复发作，让很多女性苦不堪言。

一、是什么原因让霉菌"兴风作浪"

引起霉菌性阴道炎的主要是白念珠菌。在大多数女性的阴道中，都有白念珠菌。它是机会致病菌，当我们身体状态良好时，白念珠菌数量少，可以无症状携带。当身体因劳累导致自身免疫力降低或者其他原因导致阴道局部免疫力下降，就容易导致霉菌大量繁殖，引发霉菌性阴道炎。除此之外，长期服用抗生素、血糖控制不佳，以及怀孕和使用短效避孕药，常穿紧身化纤内裤、肥胖都会使外阴在局部温度与湿度增加的情况下，造成霉菌性阴道炎反复发作。

二、霉菌性阴道炎会引起哪些症状

霉菌性阴道炎会出现外阴阴道严重的瘙痒，让人心绪不宁、坐卧不安，分泌物刺激外阴及阴道，会引起重度过敏反应。同时，霉菌性阴道炎还会使患者在小便时有火辣辣的灼痛感。

霉菌性阴道炎最典型的症状就是白带多，且呈块状或者像豆腐渣。比较特殊和典型的外观是阴道外阴黏膜上有一层厚厚的膜样分泌物，很难擦拭去。分泌物下方黏膜会充血、红肿，擦拭时可能会出现黏膜出血。

霉菌性阴道炎不算大病，但是却可能反复发作。

治疗霉菌性阴道炎时，塞药前需要进行阴道冲洗吗

日常护理不建议冲洗阴道内部，以免破坏阴道微环境。

但患有霉菌性阴道炎的女性，阴道中有大量的豆渣样分泌物，有时甚至充满整个阴道。这时候需要清洁后再用药。但在治疗过程中，不断进行阴道冲洗，不仅会加重外阴干涩、疼痛、烧灼等症状，还会影响阴道乳酸杆菌群的建立。因此，不建议在治疗开始后频繁冲洗。

三、霉菌性阴道炎的诊断

根据指南，主要用悬滴法及涂片法来诊断。

1. **悬滴法。** 10%KOH（氢氧化钾）镜检，菌丝阳性率70%～80%。

2. **涂片法。** 革兰氏染色法镜检，菌丝阳性率70%～80%。

3. **培养法。** 复发性霉菌性阴道炎有症状但多次镜检为阴性者，应进行真菌培养，然后根据药物敏感试验用药。

四、如何治疗霉菌性阴道炎

霉菌性阴道炎并不是疑难杂症，治疗所用药物主要为抗真菌药物，包括唑类药物（三唑类和咪唑类）及多烯类药物，主要有伊曲康唑、氟康唑、酮康唑、克霉唑、益康唑和咪康唑。临床上治疗霉菌性阴道炎时，要具体情况具体分析。所有处方用药均需听从医生建议，不可自行服药。

1. 治疗单纯性霉菌性阴道炎

可选择阴道用或者口服抗真菌药物。唑类药物的效果优于制霉菌素，治愈率80%～90%。

咪康唑栓剂：每晚1粒（200毫克）连用7日；或者每晚1粒（400毫克），

连用3日；或1粒（1200毫克）单次用药。

克霉唑栓（或片）剂：每晚1粒（100毫克），连用7日；或者1粒（500毫克）单次用药。

制霉菌素栓剂：每晚1粒（10万单位），连用14日。

没有性生活及不想塞药者，可选择氟康唑150毫克，单次用药。

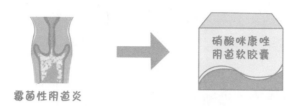

霉菌性阴道炎　　　　　　　霉菌性阴道炎用药

2. 治疗复发性霉菌性阴道炎

霉菌性阴道炎一年发作大于4次时，需要积极寻找原因，同时进行真菌培养和药敏试验。治疗分为强化治疗和巩固治疗。先进行强化治疗后复查白带常规，结果正常后，再进行巩固治疗持续半年。

强化治疗方案

克霉唑阴道片（500毫克）第1、4、7日应用。

氟康唑150毫克顿服，第1、4、7日应用。

咪康唑栓1200毫克顿服，第1、4、7日应用。

巩固治疗方案

（1）目前没有成熟方案，建议有规律发作者在发作前预防用药1次，连续6个月；无规律发作者，每周用药1次，连续6个月。

（2）妊娠期女性，禁用口服唑类药物（氟康唑、伊曲康唑等），推荐局部唑类药物（克霉唑、咪康唑等）7日。

（3）如果患者平时经常使用抗生素，容易诱发霉菌，那么要治疗和预防两手抓。

（4）白念珠菌在人体内普遍存在，肠道的念珠菌也有可能进入阴道，造成念珠菌感染。所以，在进行局部念珠菌治疗的同时，也要用药降低肠道中念珠菌的数量。

（5）糖尿病患者发生霉菌性阴道炎的概率较高，所以糖尿病患者一定要积极控制血糖。

（6）很多霉菌性阴道炎患者在接受治疗后，病情依旧反复发作，并不是因为治疗方法不对，而是因为治疗不够彻底。有些患者对疾病认识不足，稍微好转就停药，使得刚有减少之势的念珠菌迅速卷土重来。霉菌性阴道炎虽然不是大病，但不建议擅自用药，一定要到医院找医生明确诊断，选择恰当的抗菌药物，规范用药。

闫医师小叮咛

发作霉菌性阴道炎时，内裤怎样保持干净

发炎时穿的内裤，如果已经发干、变硬、结块，应该毫不犹豫地直接换掉。热水烫洗内裤往往达不到消除霉菌的效果，过热的水长时间浸泡也会降低内裤的使用寿命。

阴道用药时，会有大量分泌物及药渣流出，可考虑使用卫生护垫，但要保证更换频率，当日更换的内裤要当日清洗。

五、预防霉菌性阴道炎有哪些措施

霉菌性阴道炎有着极高的治愈率，但是也有着同样高的复发率，所以说治疗效果再好，也比不上良好的预防。那么，预防霉菌性阴道炎具体有哪些措施呢?

1. 不用不洁的冲洗器具。不主张进行常规阴道冲洗，必须要用时，尽量使用一次性清洁用品。

2. 保持外阴清洁干燥。外阴瘙痒时，不要用手搔抓，以免使皮肤、黏膜破损造成继发感染。

3. 内裤要勤洗勤换，不要穿紧身裤，保持外阴干燥、透气，内裤、浴巾和浴盆要时常消毒。

4. 不要食用辛辣刺激性食品。辛辣刺激的食物会刺激腺体分泌旺盛，导致阴道分泌物增多。

第三节

细菌性阴道炎

细菌性阴道炎最突出的表现就是阴道分泌物增加，分泌物中有泡沫，还会散发鱼腥臭味，在月经期或者性交后气味加重。夏天会令许多被感染的女性尴尬不已。

另外，细菌性阴道炎还会伴有轻度外阴瘙痒或者烧灼感。分泌物呈灰白色，比较均

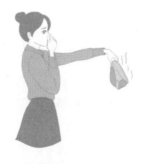

阴道分泌物散发出一种鱼腥味恶臭

分泌物灰白色、有泡沫

瘙痒、烧灼感

细菌性阴道炎症状

匀、稀薄，黏附在阴道壁上，黏度比较低，很容易被拭去，阴道黏膜没有充血的炎症表现。

一、细菌性阴道炎是谁造成的

细菌性阴道炎是由于阴道内兼性厌氧菌（如阴道加德纳菌、产黑素普雷沃菌、阴道阿托波菌、类杆菌属、类链球菌属及动弯杆菌）增多，阴道内能产过氧化氢的正常菌群乳酸杆菌减少或消失而导致阴道菌群改变所产生的炎症。

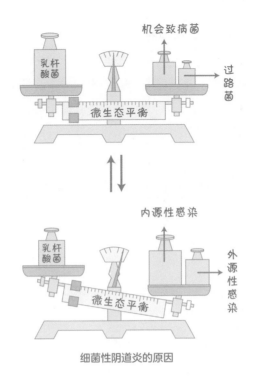

细菌性阴道炎的原因

二、细菌性阴道炎是怎么诊断的

目前主要根据Amsel临床诊断标准及革兰氏染色Nugent评分来诊断。

1. **Amsel标准**。是临床诊断细菌性阴道炎的"金标准"。下列4项临床特征中至少3项即可确诊：（1）线索细胞阳性（即线索细胞数量>20%阴道上皮细胞总量）；（2）胺试验阳性；（3）阴道分泌物pH值>4.5；（4）阴道分泌物呈均质、稀薄、灰白色。其中线索细胞阳性为必备条件。

2. **革兰氏染色Nugent评分标准**。是细菌性阴道炎诊断的实验室"金标准"。将阴道分泌物进行革兰氏染色，在显微镜（1000倍油镜）下观察不同细菌的形态类型，并进行量化和综合评分，范围为0～10分，≥7分即可确诊。Nugent评分的优点是更客观、精准、统一。

三、细菌性阴道炎的诱因和危害

国内的调查数据显示，细菌性阴道炎在健康体检女性中约占11%，目前致病原因尚未完全明确，但可能与大量服用抗生素、长期使用免疫抑制剂、过度冲洗阴道、多个性伴侣、频繁性交、雌激素降低等因素有关。另外，细菌性阴道炎是导致绒毛膜羊膜炎、剖宫产术后子宫内膜炎以及其他妊娠不良或并发症的危险因素。因此，孕妇患有细菌性阴道炎要积极治疗。

四、如何治疗细菌性阴道炎

治疗原则是减少内源性厌氧菌过度生长，恢复乳酸杆菌为优势菌。

治疗方案：甲硝唑400毫克，口服，每日2次，共7日；0.75%甲硝唑凝胶5克，阴道用药，每日1次，共5日；甲硝唑阴道栓（片）200毫克，每日1次，共5～7日；2%的克林霉素软膏5克，阴道用药，每晚1次，共7日；克林霉素阴道栓100毫克，睡前阴道用药，共3日。替代方案：替硝唑2克，口服，每日1次，共5日；克林霉素300毫克，口服，每日2次，共5日。以上用药需遵医嘱。

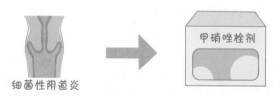

细菌性阴道炎用药

细菌性阴道炎治疗后3个月内及12个月内的复发率分别为40%及60%。这可能与阴道冲洗、频繁性交、细菌性阴道炎病史、病原体持续存在或未能重建以乳酸杆菌为主的阴道菌群有关。对于症状再次出现者，建议给予检查和再次治疗，复发性细菌性阴道炎推荐甲硝唑长疗程阴道用药治疗，即在急性期治疗后应给予每周2次的甲硝唑凝胶巩固治疗16周，目前尚无最佳治疗方案。

五、妊娠期和哺乳期患细菌性阴道炎，怎么治疗

孕妇和哺乳期女性由于雌、孕激素水平变化，阴道局部黏膜免疫功能变化，子宫颈黏液及阴道分泌物增多，可能增加了细菌性阴道炎的发生率。

考虑到胎儿及婴儿的安全，可选择甲硝唑和克林霉素。目前的研究数据未发现甲硝唑及克林霉素存在明显的致畸作用。

1. 妊娠期

根据中华医学会2011年《细菌性阴道病诊治指南（草案）》，妊娠期不管有无症状只要诊断明确均需治疗。

首选方案

甲硝唑400毫克，口服，每日2次，共7日。

替换方案

克林霉素300毫克，口服，每日2次，共7日。

用药前请咨询医生，用药期间及用药后需要随访治疗效果。

美国疾病控制中心2015年发布的《性传播疾病诊断和治疗指南》建议治疗方案如下。

首选方案（3种方案可任选其一）

（1）甲硝唑500毫克，口服，每日2次，共7日。

（2）0.75%的甲硝唑凝胶5克，阴道用药，每日1次，共5日。

（3）2%克林霉素乳膏5克，睡前阴道用药，每日1次，共7日。

替换方案（4种方案可任选其一）

（1）替硝唑2克，口服，每日1次，共2日。

（2）替硝唑1克，口服，每日1次，共5日。

（3）克林霉素300毫克，口服，每日2次，共7日。

（4）克林霉素胶囊100毫克，睡前阴道用药，每日1次，共7日。

加拿大妇产科医生协会2017年发布的《妊娠期细菌性阴道病的筛查和管理指南》推荐用药：甲硝唑500毫克，口服，每日2次，共7日；或克林霉素300毫克，口服，每日2次，共7日；不推荐局部（阴道）给药。

以上治疗方案仅供参考，用药前均需咨询医生，不可自行用药。

需要注意的是，关于妊娠期间是否推荐甲硝唑（替硝唑）治疗一直有争议，国内生产的甲硝唑说明书中均标注为"妊娠期禁用"。但其在美国食品药品管理局（FDA）的药物妊娠分级中为B级，即在动物实验中证实无害，没有经人类孕早期实验证实。最新的相关研究结论也不完全一致。

闫医师小叮咛

妊娠期与产后使用甲硝唑到底安不安全

虽然甲硝唑能够通过胎盘，但目前多项关于妊娠女性的研究都尚未发现该药有致新生儿畸形或致突变的证据。有数据支持妊娠期使用甲硝唑治疗的风险较低。

甲硝唑能通过乳汁分泌，对于接受口服给药治疗的产妇，一些临床医生建议，母亲在接受甲硝唑2克顿服治疗后，应推迟母乳喂养12～24小时；而相对较低剂量给药时，乳汁中药物浓度也相应降低，是适于进行母乳喂养的。

2. 哺乳期

尽量避免全身用药，选择局部用药为宜。用药时避免大剂量用药，服药12~24小时后再哺乳。

目前并没有研究支持乳酸杆菌制剂或益生菌可作为替代或辅助方法用于治疗或预防各种阴道炎。

六、如何预防细菌性阴道炎发生

一切危害都是防大于治，通过改变自己的行为或生活方式可避免感染或复发。

1. 避免高危性生活，比如性生活不采取安全措施、同时有多个性伙伴等。
2. 戒烟、运动、少熬夜。
3. 平时不要冲洗阴道。
4. 性生活时使用安全套。

第四节
萎缩性阴道炎

萎缩性阴道炎就是我们常说的老年性阴道炎，发病的根本原因在于绝经后雌激素水平下降，阴道上皮萎缩、变薄、弹性差、阴道pH值升高，阴道乳酸杆菌数量和功能下降等一系列变化，导致阴道更容易被致病菌感染。

一、萎缩性阴道炎是怎么发生的

在萎缩性阴道炎的发病原因中，性生活并不占主导作用。治疗萎缩性阴道炎的精髓在于针对病原体用药的同时，纠正雌激素以及"低雌"引发的不适。

围绝经期及绝经后发生的阴道炎有个特点，性生活不多，但特别容易发炎，查找病原体，又没有滴虫、霉菌，炎症发生时不只是简单的白带多和瘙痒，还会伴有外阴和阴道干涩、烧灼感、刺激感，不少女性会有尿频、尿急甚至尿路反复感染。我们把这组泌尿、生殖系统的症状总括为绝经生殖泌尿综合征（GSM）。

绝经生殖泌尿综合征是指绝经过渡期及绝经后期女性因雌激素和其他性激素水平降低引起的生殖道、泌尿道萎缩以及性功能障碍等症状和体征的集合。它的一系列症状包括外阴干涩、烧灼、刺激以及阴道缺乏黏液所致的性生活不和谐，阴道口疼痛、刺激、无快感。这个群体的女性开始逃避性生活。

据国外研究数据显示，绝经1年的女性，该病患病率为64.7%，绝经6年患病率高达84.2%。可见，绝经后的女性随着绝经时间变长，发病概率会增加。

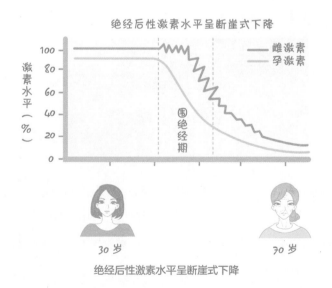

绝经后性激素水平呈断崖式下降

116

二、萎缩性阴道炎有哪些症状

当外阴皮肤黏膜及尿道黏膜萎缩时，阴毛会开始脱落，外阴弹性变差，阴道口变小，外阴皮肤苍白，有时候小阴唇会萎缩融合在一起，因为阴道口、尿道口黏膜萎缩，尿道口会明显外突，甚至有些女性的尿道会长肉阜或息肉；因尿道黏膜外翻、脱垂或萎缩，所以在小便后用纸擦拭时很可能会将外阴、尿道口黏膜擦出血，在纸上留下淡淡的红色。

萎缩之后的阴道黏膜组织脆性增加、有裂痕、有瘀点，阴道口缩窄，处女膜痕消失，阴道褶皱消失展平，阴道黏膜苍白或有点状、片状充血；阴道很干涩，润滑度差，弹性也很差。这既会导致性生活无法进行，还容易因外力造成撕裂。我的门诊曾来过一个老年女性患者，在家不小心两腿岔开摔倒了，没出现骨折，但是会阴皮肤黏膜出现了裂伤，鲜血直流。

绝经后的萎缩不仅表现为外阴、阴道萎缩，还有子宫和宫颈萎缩，以前圆柱状宫颈在绝经后会出现萎缩凹陷，或者因为阴道炎症局部粘连而封闭。这种情况下发生阴道炎，因为药物无法到达宫颈凹陷处的死角，用药效果并不好。

很多老年女性，阴道炎反复发作的原因还包括一些基础疾病的影响，比如说糖尿病血糖控制欠佳。所以当发现反复难愈的阴道炎时，可以到医院的内分泌科进行正规的血糖测试。

三、阴道萎缩如何进行医学干预

很多年轻人以为，中老年人既然不生育，应该早就没有性生活了。而实际上，围绝经期、绝经后仍然有相当一部分的中老年女性朋友保持着正常的性生活。只是由于绝经后雌激素水平下降，阴道萎缩导致同房时疼痛、干涩，糟糕的体验让她们渐渐失去对性生活的渴望。

阴道萎缩、疼痛，导致性生活障碍应该怎样进行医学干预？

既然绝经生殖泌尿综合征是因为绝经后缺乏雌激素引起的，那么补充雌激素就是最有效的方法。

如果没有补充雌激素的禁忌，解决方法总体原则如下。

（1）对于仅有GSM症状的绝经过渡期或绝经后期人群，首选外阴阴道局部外用雌激素治疗。应用雌激素的同时，如果能联合阴道保湿剂或润滑剂，将会更快、更有效地缓解症状。

（2）合并全身症状的GSM患者，应进行系统绝经激素替代的规范治疗；若局部症状缓解不明显，可在口服激素替代治疗的同时，额外增加阴道局部外用的雌激素制剂。

（3）以外阴阴道干涩、烧灼、性交痛为主的GSM患者，首选阴道保湿剂或润滑剂治疗。

（4）以尿频、尿急、尿痛、排尿困难及膀胱过度活动症为主的泌尿系统症状，除了有尿失禁的GSM患者，需要去泌尿科查找原因，其余人群可考虑用阴道雌激素制剂，同时也要结合生活方式的改变及盆底肌训练。

（5）有咳嗽、大笑、跑跳时漏尿的压力性尿失禁的GSM患者，最适合的方案是非手术治疗。近年来激光治疗的短期疗效比较明显，而且，使用阴道保湿剂或润滑剂还可以缓解激光治疗后的不适症状。重度压力性尿失禁的人群在日常生活中都会漏尿，如果激光治疗无效，要考虑手术治疗。

（6）合并脱垂、漏尿等盆底功能障碍性疾病的GSM患者，在使用阴道雌激素制剂或阴道保湿剂、润滑剂的同时，也常与子宫托或盆底手术进行联合治疗。

四、常用的阴道雌激素制剂有哪些

1. **普罗雌烯阴道胶丸。**每粒含普罗雌烯10毫克，其活性成分雌二醇二醚具有严格阴道局部作用，不刺激子宫内膜，无全身雌激素效应。

2. **雌三醇乳膏。**每克含雌三醇1毫克，仅选择性与阴道雌激素受体结合，代谢清除较快，不刺激子宫内膜，且无全身雌激素效应。

3. **结合雌激素软膏。**主成分为雌酮硫酸钠及马烯雌酮硫酸钠，每克乳膏含结合雌激素0.625毫克，局部小剂量用药不需要加用孕激素，但大剂量或长期用药可致血雌二醇水平轻度升高。

4. 氯喹那多－普罗雌烯阴道片。 每片含普罗雌烯10毫克及氯喹那多200毫克，它的优点是可以在发挥雌激素作用的同时还有抗菌消炎作用。

使用激素制剂要注意遭医嘱，不要擅自使用，不要长期大量使用，在使用过程中也不要擅自停药或者减量。

五、阴道雌激素制剂怎么用

在刚开始使用时，无论乳膏还是软胶囊，取适量，每天使用1次，连续使用2周，待症状缓解后改为每周2次。阴道雌激素制剂不增加乳腺癌患者的复发风险。

闫医师小叮咛

不适合激素替代疗法，怎么办

激素替代治疗真的超级好用，使用激素之后，一系列症状在数天之内就会有明显缓解，但是有些人不适合用激素替代疗法，该怎么办呢？

1. 对于外阴阴道萎缩、干裂症状为主的GSM患者，首选非激素类阴道保湿剂或润滑剂治疗，这个方案效果也不错。

2. 阴道保湿剂或润滑剂治疗效果不明显且GSM症状严重的患者，可选择严格局部作用的不经阴道黏膜吸收的阴道雌激素制剂。

3. 外阴阴道萎缩伴性欲低下、性交痛为主的GSM患者，可考虑选择雌激素受体调节剂奥培米芬或阴道脱氢表雄酮治疗。

六、绝经后私处干涩、疼痛，怎么过性生活

我在出诊时经常遇到绝经后的女性因为私处干涩导致同房时疼痛来就诊，她们羞于启齿，不好意思拒绝伴侣的要求，来就诊时也是遮遮掩掩，心理压力很大。

我一般都会安慰患者不要有心理负担，并解释发生这种情况的原因：在年轻的时候过性生活，有充足的雌激素，会使阴道黏膜相对湿润，足够的润滑可以让你在性爱中获得满足感。绝经后出现外阴干涩、萎缩、疼痛、刺激等不适感，其实都是雌激素下降惹的祸。

更年期同房要注意三点。

（1）前戏做足，充分调动起女方的积极性。女方在身体做好准备、充分放松的情况下才可以减少同房时的疼痛和阴道摩擦伤。

（2）没那么多分泌物时可以使用润滑液，使用时取硬币大小，用掌心搓开，涂在必要的部位，会有更好的体验。

（3）外用雌激素必不可少，每天睡前在外阴、阴道口、尿道口涂一些，坚持用，有助于增厚阴道上皮黏膜，增加阴道弹性和延展性，可减少同房不适。现在局部外用雌激素成分比较安全，对全身影响较小，不良反应少。

七、阴道润滑剂怎样选择

有研究显示，阴道保湿剂或润滑剂在缓解GSM症状方面与阴道雌激素效果相当。常用的保湿剂和润滑剂包括人源Ⅲ型胶原蛋白、透明质酸凝胶、甘油类制剂等。

世界卫生组织推荐阴道保湿剂或润滑剂的渗透压<380mOsm/kg（毫渗/千克），pH值为3.8～4.5。符合此类标准的阴道制剂通常可以在保护阴道上皮的同时维持阴道酸性环境和稳态。

人源Ⅲ型胶原蛋白可以增加阴道黏膜的细胞外基质，维持细胞和血管的生长并降低炎症反应，增加阴道黏膜厚度和弹性，改善萎缩症状，缓解性交痛，并可通过增加阴道分泌物改善GSM所致的阴道症状。

透明质酸凝胶可以增加细胞中透明质酸的产生，直接作用于阴道黏膜并起到一定的修复作用。

保湿剂和润滑剂是非处方药，所以用药时间和剂量并没有严格限制，可以根据个人需要酌情使用，推荐每周使用至少2次。

第五节

需氧菌性阴道炎

需氧菌性阴道炎是一种常见的阴道感染性疾病，不同国家、地区的人表现各有差异。

一、需氧菌性阴道炎是怎么发生的

需氧菌性阴道炎的发病与阴道乳酸杆菌减少、缺失，导致菌群战斗力比较强的需氧菌增多有关。需氧菌性阴道炎患者阴道菌群相对复杂，以B族链球菌、大肠埃希菌、金黄色葡萄球菌、粪肠球菌、咽峡炎链球菌、肺炎克雷伯菌等杂七杂八的需氧菌和兼性厌氧菌增多为主。

需氧菌性阴道炎的感染不仅可导致女性外阴阴道不舒服，还可上行感染引起盆腔炎症性疾病、不孕症，以及流产、早产、胎膜早破、绒毛膜羊膜炎、新生儿感染、产褥感染等不良妊娠结局。需氧菌性阴道炎也是一些性传播病原体（如HPV、HIV、阴道毛滴虫、沙眼衣原体等）的帮凶，可增加传染风险。

需氧菌性阴道炎的发病原因尚未完全明确，但可能与反复阴道灌洗、长期使用广谱抗生素、不良性行为等因素有关。

二、需氧菌性阴道炎有哪些症状

有10%~20%的女性感染了需氧菌性阴道炎却不自知。症状主要表现为黄色阴道分泌物、有异味、外阴烧灼感或刺痛、性交痛等，查体可见阴道黏膜红肿、溃疡或有一定程度的阴道黏膜萎缩等。

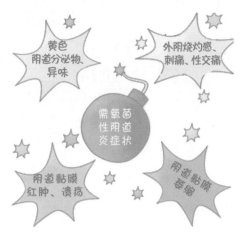

需氧菌性阴道炎症状

三、如何诊断需氧菌性阴道炎

如果有条件，可以做个阴道微生态检查，这个检查比普通的白带常规更加详细，报告的形式更多样，其中就包括需氧菌和厌氧菌的数据。

（1）有临床症状和（或）体征。

（2）需氧菌性阴道炎评分≥3分。

需氧菌性阴道炎患者易合并其他阴道炎症，诊断时应注意排除其他常见阴道炎症的混合感染。此外，需氧菌性阴道炎患者阴道分泌物多呈黄色脓性，与子宫颈炎、盆腔炎症性疾病患者的体征相似，诊断需氧菌性阴道炎时还应注意排除子宫颈及上生殖道感染引起的分泌物异常。

四、怎样发现需氧菌感染并进行治疗

1. 怎样发现需氧菌

需氧菌性阴道炎经常为多种病原体混合性感染，所以治疗前评估很重要，不仅需要检查细菌性阴道病、滴虫性阴道炎、外阴阴道假丝酵母菌病等，有条件时还需要检查沙眼衣原体和淋病奈瑟球菌等。

选择经验性抗菌药物，主要根据镜检特点，如果发现菌群为革兰氏阴性杆菌、革兰氏阳性球菌或二者同时增多则予以对应的抗菌药物治疗。对于疗效不佳或反复发作者，可根据阴道细菌培养及药敏试验结果调整用药。

2. 如何进行治疗

（1）克林霉素。其抗菌谱可覆盖革兰氏阳性球菌。采用2%克林霉素软膏5克，阴道用药，每日1次，共7～21日。而重度需氧菌性阴道炎，可采用2%克林霉素5克，阴道用药，每日1次，症状缓解后，可每周用药1～2次进行维持治疗，连用2～6个月，减少疾病反复发作。

（2）头孢呋辛。第2代头孢菌素，对革兰氏阳性球菌的作用与第1代相似，抗革兰氏阴性杆菌的活性却比第1代强。可采用头孢呋辛酯250毫克，口服，每日2次，共7日。

（3）喹诺酮类。第3代喹诺酮类药物的抗菌谱比较广，能覆盖一些革兰氏阳性和阴性菌，常用的药物有左氧氟沙星200毫克，口服，每日2次，共7日。而4代喹诺酮类药物除了具有抗革兰氏阴性菌活性，抗革兰氏阳性菌活性更强，常用莫西沙星400毫克，口服，每日1次，共6日。

（4）雌激素。如果临床主要表现为阴道黏膜萎缩的症状，则可阴道局部应用雌激素，每周2次。也有使用氯喹那多-普罗雌烯阴道片获得与克林霉素相当的疗效，氯喹那多-普罗雌烯是一种广谱抗菌剂与阴道雌激素复合的制剂，既可以用来抗炎又可以通过雌激素作用修复阴道上皮黏膜，增加阴道黏膜抵抗病菌的能力，主要作用在生殖道黏膜，起局部雌激素样作用，具体方案为每日1片，睡前阴道用药，共12日。注意在应用雌激素类药物时，乳腺癌和既往血栓栓塞史是应用禁忌证。

（5）微生态制剂。需氧菌性阴道炎患者还可考虑外源性补充乳酸杆菌制剂辅助恢复正常的阴道微生态。

（6）中医药治疗。传统中药不同于抗菌药物，药效相对温和，耐药相对少见，对于需氧菌性阴道炎具有一定效果。

以上用药均需遵医嘱，不可自行用药。

第六节

混合性阴道炎

混合性阴道炎，顾名思义就是被两种及两种以上的病原体感染导致的阴道炎，这种情况下的阴道微生态环境比较复杂，单一的诊断和治疗往往不足以使阴道恢复正常。

国内有流行病学数据显示，需氧菌性阴道炎在混合性阴道炎的发生中起主要作用。这可能与需氧菌性阴道炎患者阴道pH值升高，阴道酸性环境被破坏，需氧菌性阴道炎相关阴道黏膜炎症较重致使其他病原体大量繁殖有关。

外阴、子宫颈的感染也需要被关注。如外阴生殖器疱疹2型（HSV-2）、子宫颈沙眼衣原体（CT）、淋病奈瑟球菌（NG）、支原体和人乳头瘤病毒（HPV）等病原体都可能同时感染阴道。

一、混合性阴道炎有哪些症状

混合性阴道炎的患者临床主要表现为分泌物异常和（或）外阴瘙痒。病原体不同，分泌物的颜色、性状、气味也不同。阴道炎患者中，单一感染与混合感染均会出现瘙痒、黏膜充血、分泌物异常、白带增多，而混合感染比单一感染更容易表现出阴道烧灼感。

二、如何诊断混合性阴道炎

混合性阴道炎有症状不典型、病程较长和易复发等特点。诊断时多采用阴道微生态检测方法，这是诊断各种阴道炎症最常用的方法。

诊断要点有以下2点。

（1）同时存在至少两种病原体或同时满足两种或以上阴道炎症的诊断标准。

（2）同时存在两种或以上阴道炎症相应的症状和体征，需要同时药物治疗。

三、得了混合性阴道炎该怎么办

混合性阴道炎由于合并了两种及两种以上病原体，治疗原则为针对不同病原体，分别选择规范的针对性抗菌药物，尽量减少不必要的抗菌药物的使用，以减少药物不良反应和耐药性。

对于混合感染的治疗，原则上参照着每种单纯性阴道炎的治疗方法，根据不同病原体的组合而选用不同抗菌药联合应用。

> **闫医师小叮咛**
>
> ### 混合性阴道炎能彻底根治吗
>
> 混合性阴道炎往往病程较长。单一病原体感染的女性，用药后1个月的转阴率远大于混合性阴道炎患者，混合性阴道炎的转阴大多集中在用药后2～3个月。
>
> 混合性阴道炎很容易复发。混合感染的复发率远大于阴道单一感染。有研究显示，单纯细菌性阴道炎和霉菌性阴道炎治疗后的复发率均小于10%，而二者混合感染的复发率在40%以上。

四、常见的混合感染有哪些治疗方法

1. 细菌性阴道炎合并霉菌感染或者滴虫性阴道炎合并霉菌感染。口服甲硝唑+局部塞克霉唑阴道片；局部联合给药（如双唑泰）；口服联合给药（硝基咪唑类+抗真菌药物如氟康唑等）。

2. 细菌性阴道炎合并滴虫感染。可选择硝基咪唑类药物（如甲硝唑）口服，疗程1周，或者单次口服+阴道给药。

局部联合治疗方案如下。

细菌性阴道炎：甲硝唑（250～750毫克）、替硝唑、克林霉素。

阴道毛滴虫病：甲硝唑（500～750毫克）、替硝唑。

霉菌性阴道炎：克霉唑、咪康唑（100～200毫克）、制霉菌素或氟康唑。

---

3. 需氧菌性阴道炎相关的混合感染。需氧菌合并厌氧菌感染或者需氧菌合并阴道毛滴虫感染，口服硝基咪唑类+抗需氧菌药物等；需氧菌合并霉菌感染，口服或局部抗真菌药物+口服抗需氧菌药物等。

以上用药均需遵医嘱，不可自行用药。

闫医师小叮咛

混合性阴道炎治疗时有没有用药顺序

如果得了两种病原体引起的阴道炎，在用药时，到底有没有先后顺序呢？其实，由于混合性阴道炎的症状不典型，治疗的时候往往只能根据引起症状的主要病原体的种类依次治疗。如霉菌性阴道炎或阴道毛滴虫病的相关症状明显者，可先进行抗真菌或抗滴虫治疗，改善症状。同时还要特别关注阴道微生态的恢复情况，加强随访。

另外，混合性阴道炎患者，其阴道内的微生态环境会更加复杂，在治疗炎症的同时，更应当重视对阴道微生态的调整。可以应用一些阴道乳酸杆菌制剂帮助恢复阴道菌群环境。

第三章
子宫及盆腔炎症

　　小肚子总是隐隐作痛，内裤上也常湿湿黏黏的，这可能是子宫炎症所致，要尽早去医院做一下检查。女性的子宫既脆弱又很重要，很容易受到细菌的侵扰而引起炎症反应。

　　子宫是女性独有的生殖器官，也是女性生理上怀孕生子的条件，包括子宫颈、子宫体。从解剖学的另一个角度，子宫分为子宫内膜、子宫肌层和子宫浆膜，不同部位炎症的处理方法不一样。在这一章将会告诉大家如何分辨炎症发生的部位，针对不同部位的炎症应该如何诊治与护理，如何做好预防，防患于未然。

第一节
宫颈炎

　　作为连接阴道与子宫的门户，一直以来，宫颈都是各种疾病的高发区。诸如"宫颈糜烂""宫颈囊肿""宫颈肥大"等常见词汇，不断演化出各种版本的传言，让人真假难辨。近年来，医学界对宫颈炎的理解与诊断也发生了一些重要变化，从最初诊断宫颈炎（包括宫颈息肉、宫颈糜烂、宫颈腺囊肿），到后来的黏液脓性宫颈炎，再到现在的宫颈炎及相关疾病，经历了几十年推翻与成立的演变。

一、什么是宫颈炎

宫颈炎是指各种原因引起的宫颈炎症，根据发病的缓急，分为急性宫颈炎和慢性宫颈炎，大多数得了宫颈炎的女性，并没有特别明显的感觉，少部分女性有阴道分泌物增多、有异味和同房出血症状。当急性宫颈炎未及时治疗或者治疗不规范，会变成慢性宫颈炎，甚至可能会发生不孕和宫颈病变。

二、宫颈为什么会发炎

在对宫颈炎患者的宫颈致病微生物分离研究时发现，最典型的是沙眼衣原体和淋病奈瑟球菌，也常有毛滴虫和生殖器疱疹病毒合并感染。但是大部分宫颈炎患者，分离不出来病原体。目前的研究数据显示，经常灌洗阴道可以导致支原体和细菌性阴道病的感染以及宫颈炎的发生。除此之外，宫颈手术、流产、生育时的损伤也是急性宫颈炎的诱发因素。

三、得了宫颈炎，有什么症状

宫颈炎主要有以下几个表现。

1. 阴道分泌物增多、脓性。
2. 性交痛、性交后出血。
3. 外阴瘙痒、灼热。
4. 尿频、尿痛。

由于上述症状在其他疾病中也可能出现，并非宫颈炎特有，所以如果出现症状，务必要去正规医院检查治疗。

四、宫颈炎如何治疗

1. 急性宫颈炎的治疗

（1）对于症状明显者，如有大量脓性分泌物，特别是存在性传播疾病高危因素者，一定要到正规医院就诊。

（2）已明确感染病原体类型者，就要针对病原体来选择抗生素。

细菌培养后药敏试验选用抗生素治疗。对淋病奈瑟球菌所致的单纯宫颈炎可以选用头孢曲松、头孢噻肟或大观霉素。沙眼衣原体所致的宫颈炎可用多西环素、阿奇霉素或米诺环素、四环素、左氧氟沙星等。

（3）若宫颈炎患者的病原体为沙眼衣原体及淋病奈瑟球菌，则需要性伴侣一起进行检查和治疗。治疗期间禁止性生活。

2. 经验性抗生素治疗

对于性传播疾病的高危群体，在致病病原体检测结果出来之前，采用针对沙眼衣原体的抗生素进行经验性治疗。比如：阿奇霉素1克单次口服；或多西环素100毫克，每日2次，连服7日。对于年龄小或者容易感染淋病的患者，因淋病常伴有衣原体感染，所以进行淋菌性宫颈炎治疗时，同时选用抗淋病的药物和抗衣原体的药物。用药前需咨询医生。

五、得了宫颈糜烂到底要不要紧

宫颈糜烂在妇科领域最容易被过度治疗，因为它糜烂样的外观，看上去危害很大。以前人们对宫颈糜烂没有成熟的认识，认为宫颈糜烂是一种病理性改变，不治会诱变为癌。2008年出版的第7版《妇产科学》已经取消了"宫颈糜烂"这个名词，并以"宫颈柱状上皮异位"来代替。所以大家记住，育龄女性因为受雌激素影响，常常会有宫颈柱状上皮异位，这是正常的生理现象。

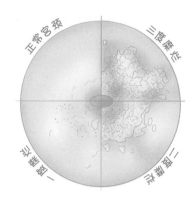

宫颈糜烂的程度

但是在门诊就诊时，我们还是能听到医生说宫颈糜烂，但同时也会提到，宫颈糜烂不是病，只是宫颈形态的一种描述，只要定期进行宫颈筛查且结果都正常，没有接触性出血，根本不需要过度治疗。

如果有朋友在非正规医疗机构检查时，被以宫颈糜烂为由，要求做各种宫颈治疗，请一定及时喊停。

六、宫颈糜烂需要治疗吗

青春期前，卵巢功能没有发育完善，雌激素低下，宫颈柱状上皮就靠近颈管里面一些；月经来潮后，柱状上皮受雌激素影响，向宫颈管外侧发展，覆盖鳞状上皮区域，因毛细血管会呈现微弱的红色，因此看上去类似糜烂面一样。绝经后，雌激素水平下降，柱状上皮又退回原位，此时"糜烂"就看不见了。所以，所谓的宫颈

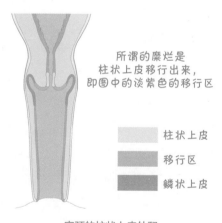

所谓的糜烂是柱状上皮移行出来，即图中的淡紫色的移行区

柱状上皮
移行区
鳞状上皮

宫颈的柱状上皮外翻

糜烂，实际上是宫颈柱状上皮外翻，与是否有病变并无关系，只需定期进行宫颈癌筛查（TCT+HPV），无其他不适症状则无须治疗。

除此之外，宫颈出现以下几种情况也不需要治疗。

（1）宫颈腺囊肿其实是囊液潴留，一般无须治疗。

（2）宫颈肥大有时是医生的主观感觉，就像胖人瘦人，虽然胖人容易有健康问题，但是并不是绝对的。有时，宫颈肥大也可能是因为宫颈炎症刺激，宫颈中有囊肿潜伏其中，显得有点大，如果没有不舒服，一般无须治疗。

（3）如果出现慢性炎症刺激引起宫颈息肉，部分息肉确实需要手术摘除，比如息肉增大，或者出现非经期出血、同房后出血、阴道分泌物增多等情况时。

闫医师小叮咛

宫颈糜烂不治疗，到底会不会诱发癌变

前面我们讲到，大部分宫颈糜烂其实是正常的生理表现，并不会引起癌变。宫颈癌主要是和高危型人乳头瘤病毒（HPV）的持续感染有关。这其中有两个点要注意：一是感染了HPV；二是感染的HPV呈持续性，一般是一年以上。这就告诉我们，只要定期进行宫颈筛查，就有很多机会阻断病变发展到癌变的过程。

第二节
子宫内膜炎

子宫内膜炎是细菌等病原体突破宫颈的防御上行侵入子宫内膜引起的炎性疾病，属于盆腔炎性疾病之一。

一、子宫内膜炎有哪些症状

子宫内膜炎主要高发于年轻女性，多发生于产后、流产、妇科手术后，是在子宫内膜有损伤的情况下，病原体侵入创面引发的感染。

发作的急性期会有严重的腹痛、发热、下腹部坠胀、白带增多甚至月经的改变。

慢性炎症期会有长期不能忽略的隐约下腹不适、白带多，宫腔如果粘连严重，还可能出现月经时间长、月经量少、闭经、不孕等表现。

通常白带增多伴腹痛或者长期不孕的患者，检查时会发现有子宫内膜炎的存在。有研究发现，子宫内膜炎在不孕人群中发生率特别高，慢性子宫内膜炎的发生率高达2.8%～56.8%，在反复受孕着床失败者的发生率为14.0%～67.5%，在习惯性流产患者中为9.3%～67.6%。

二、通过检查能找出子宫内膜炎的病因吗

目前，通过病原体检测去鉴定引起慢性子宫内膜炎的致病微生物非常困难。首先，正常女性的宫腔内并不是无菌环境，检测时也可发现微生物。主要原因是宫颈黏液栓并不能完全隔离细菌，子宫蠕动时有可能将细菌从阴道易位到宫腔。再者，通过组织培养及PCR等一些常用的医学检测手段，仅能检测到不孕合并慢性子宫内膜炎患者内膜中一半的微生物。而且，原本发生内膜感染时，作为机会致病菌，并没有引发炎症的细菌，在用组织培养的方法检测时，反而被培养出来了，可能导致误判。

在经过抗生素治疗后，慢性子宫内膜炎转阴的患者，其升高的免疫细胞均下降至正常比例。由此可见，在慢性子宫内膜炎的炎症反应中，除了感染病原体，人体的免疫相关细胞及因子也发挥了重要作用。

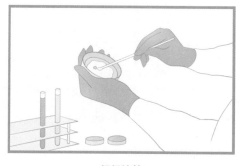

组织培养

三、子宫内膜息肉和子宫内膜炎有关系吗

有些女性没有子宫内膜炎、肚子不痛，也没有不舒服，做妇科超声时却发现了子宫内膜息肉。子宫内膜息肉和子宫内膜炎有关系吗？

有研究已经证实，子宫内膜息肉与慢性子宫内膜炎的发生有着密切关系。在有不孕症的女性中，子宫内膜炎性反应导致内膜功能层血管生成丰富，进而促使多发内膜息肉的形成。因此，单纯将子宫内膜息肉摘除也不能改善女性不孕。

与其他慢性炎症类似，慢性子宫内膜炎还改变了内膜中免疫细胞、上皮细胞和间质细胞的分布和功能，影响子宫内膜对胚胎的容受性，造成反复受精卵着床失败和习惯性流产。

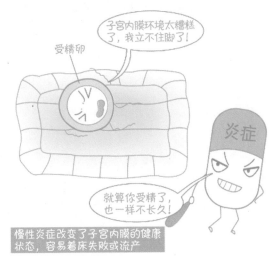

子宫内膜炎容易导致不孕

四、得了子宫内膜炎该怎么办

目前的主要治疗方法是口服抗生素治疗，国际较为公认的方法是多西环素（200毫克/日）治疗14日，也有用左氧氟沙星（400毫克/日）和甲硝唑（500毫克/日）联合用药治疗14日。用药需遵医嘱。

五、治疗期间的日常护理

1. **注意个人卫生。** 子宫内膜炎患者平时一定要注意个人卫生，勤换内裤，每天都要使用温水清洗阴部，保持阴部干燥清洁，避免细菌滋生和繁殖，减少子宫内膜炎的反复发作。

2. **注意清淡饮食。** 有子宫内膜炎的患者平时在饮食方面需要注意，不要吃辛辣刺激性的食物，特别是不要吃辣椒、不要喝酒，因为这些会刺激子宫内膜，导致血管扩张、血液循环加速，致使子宫内膜炎的症状加重。

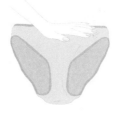
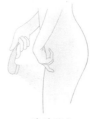

勤换内裤　　　　　清洗阴部

注意个人卫生

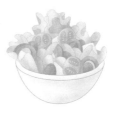

避免辛辣食物，不喝酒　　　清淡饮食

注意清淡饮食

3. 注意交叉感染。在炎症没有治好之前要避免同房。在治愈之后，同房之前也需要注意清洗。平时注意不要去公共泳池，不要共用马桶坐垫，否则会引发阴道炎，易导致子宫内膜炎的发生。

第三节

宫腔粘连

宫腔粘连发生在子宫内膜的基底层，基底层损伤后子宫肌壁间相互黏附，它的修复过程包括炎症期、组织形成期和组织重建期。子宫内膜的修复会因为组织损伤严重，出现不完全修复，形成纤维化疤痕，使子宫内前后壁贴合粘连成束，影响月经排出和怀孕。

在子宫内膜炎的炎症急性期需要抗炎对症治疗，如果炎症修复期出现了较严重的宫腔粘连，会影响怀孕和月经。在进行宫腔镜下宫腔粘连分解术后，还有62.5%的人会出现再次粘连，妊娠的成功率仅有22.5%～33.3%。

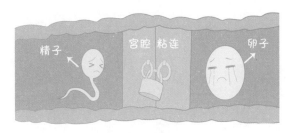

宫腔粘连导致不孕

一、有什么方法可以发现宫腔粘连

宫腔粘连日常不易发现，因此患者一般是在子宫腔手术后，因月经量少、排经不畅、闭经或者不孕而就诊，通过三维B超对下次月经前的内膜进行观察和评估，如果发现局部连续性中断，或者有子宫内膜局部变薄，则高度怀疑宫腔粘连。

进一步明确诊断可以采取两种方法。

（1）宫腔镜检查能对宫腔形态、子宫内膜分布及损伤程度进行全面评估，是诊断宫腔粘连的准确方法，有条件应作为首选。

（2）子宫输卵管造影和宫腔超声造影，可以在没有宫腔镜的条件下选择。

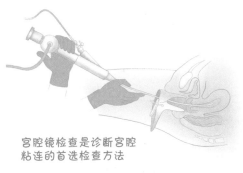

宫腔镜检查是诊断宫腔粘连的首选检查方法

宫腔镜检查

二、发现宫腔粘连到底要不要治疗

首先，要明确自身的需求，如果出现宫腔粘连后，没有生育需求，也没有其他不适症状，则宫腔粘连不一定要治疗。

再者，虽然月经量明显减少，但是如果并没有出现痛经或宫腔积血，且没有生育要求，也不需要手术治疗。这种因内膜损伤引起的月经量少，并不代表衰老，只要卵巢功能正常，则无须纠结。

对于不孕、反复流产、月经过少且有生育需求的患者，宫腔粘连分离手术应作为首选治疗方法。

三、怎样预防术后再次出现宫腔粘连

怎样预防在宫腔粘连分离手术后再次出现宫腔粘连呢？

（1）宫腔分离后放置宫内节育器，但是不推荐用含有孕激素的宫内节育器，因其释放的孕激素可能对子宫内膜产生抑制作用。

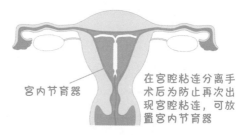

宫内节育器

宫内节育系统

在宫腔粘连分离手术后为防止再次出现宫腔粘连，可放置宫内节育器

（2）可在宫腔内放置球囊来支撑分离子宫内膜创面，防止再次粘连，球囊中注液或注气量≤5毫升，留置时间5~7天，同时要做好预防感染的措施。

第四节

子宫内膜息肉

子宫内膜息肉是由于子宫局部内膜过度生长所致，可以是单个，也可以多发，直径从几毫米到几厘米不等，分为无蒂和有蒂。息肉的内部结构也是由子宫内膜腺体、间质和血管组成。

一、子宫内膜为什么会长出息肉

关于子宫内膜为什么会长息肉，目前尚无定论。可能与以下几个因素有关。

1. 炎症因素

长期妇科炎症、宫腔内异物（如宫内节育器）刺激、分娩、流产、产褥感染、手术操作或机械刺激，都可能会引起子宫内膜息肉的发生。

2. 内分泌因素

子宫内膜息肉的形成可能与雌激素水平过高密切相关。内膜局部雌激素受体增多、敏感度高，或者高雌激素下，内膜会过度增殖，再加上孕激素拮抗不足导致内膜凋亡作用减弱，可能引发子宫内膜息肉。围绝经期和绝经后的激素补充治疗、长期服用激素类保健品，都可能会使女性体内雌激素水平升高。

3. 其他

年龄增大、糖尿病、肥胖、高血压、排卵障碍、晚绝经、乳腺癌术后长期应用他莫昔芬等，都是诱发子宫内膜息肉的高危因素。

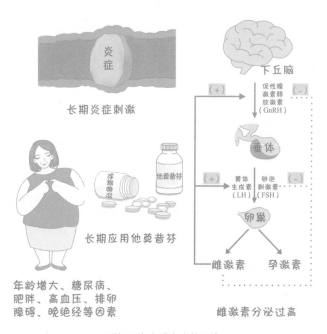

引起子宫内膜息肉的因素

二、如何发现子宫内膜有息肉

很多人是因为子宫异常出血和不孕症去做检查时发现子宫内膜息肉。70%~90%的子宫内膜息肉表现为经间期出血、月经过多、经期延长或不规则出血。

在导致子宫异常出血的因素中，21%~39%是因为子宫内膜息肉，不孕患者的息肉患病率为32%。

如果子宫内膜息肉较大或息肉突入颈管，易继发感染、坏死，引起恶臭的血性分泌物。

单发、较小的子宫内膜息肉没有临床症状，仅在超声检查、诊刮或切除子宫后标本剖检时被发现。

闫医师小叮咛

为什么子宫内膜息肉会导致不孕

子宫内膜息肉不仅有可能影响精子和卵子的结合，还可能影响局部内膜的血供，干扰受精卵着床和发育。如果内膜息肉合并感染，更会改变宫腔内的环境，不利于精子存活和受精卵着床。

三、子宫内膜息肉有恶变的风险吗

即便没有月经异常和不孕症状，子宫内膜息肉仍然具有恶变的风险。如果发生绝经后出血，或者年龄超过60岁、肥胖、糖尿病、息肉大于1厘米、应用他莫昔芬药物等，都可能导致子宫内膜息肉恶变。

宫腔镜下如果发现子宫内膜息肉有血管增生、溃疡或者外形不规则，则恶变的风险很高。息肉切除后进行病理检查，可进一步明确良恶性。但是无论良性还是恶性，术后都需要长期观察。

四、发现子宫内膜息肉可以不做手术吗

虽然子宫内膜息肉的恶变率很低，但自行消退率也不高，仅有25%的子宫内膜息肉会自发消退，与直径大于10毫米的内膜息肉相比，较小的内膜息肉更容易消退。有学者对一些45~50岁的无症状子宫内膜息肉患者进行观察，未予处理，随访1年后，发现子宫内膜息肉的消退率仅为27%。所以，对于无症状且无生育要求的子宫内膜息肉患者，在考虑息肉恶变可能性较小的前提下，可以选择观察，不着急手术。

但对于有临床症状的内膜息肉患者，无论息肉直径大小，均应积极手术治疗，首选宫腔镜下子宫内膜息肉切除术。

五、宫腔镜切除术后为什么还要长期管理

由于宫腔镜下子宫内膜息肉切除术只是单纯去除了病灶，并没有完全解决息肉发生的病因和子宫内膜下的炎性反应，所以，子宫内膜息肉仍有再次复发的可能。

已经有研究证实，即使做了手术切除息肉，如果不进行长期、系统的管理，有大于1/3的子宫内膜息肉患者会在1年内复发，大于2/3的患者在2年内复发，多发性子宫内膜息肉患者术后复发率更高，1年复发率近50%。

六、为预防复发，术后如何管理

1. 术后定期随访，包括妇科检查、盆腔超声、肿瘤标志物及合并症的观察。随访期间应积极治疗高危因素，如高血压、糖尿病、长期不排卵等。

2. 术后如果没有生育需求，建议以药物控制息肉复发为主，比如曼月乐环、短效口服避孕药、孕激素。

3. 对于绝经后的患者，若为良性病变，可给予药物治疗预防复发。

4. 若合并不典型增生、复杂性增生、癌症，建议进一步手术治疗。

七、切除术后为什么医生主张放环

对于没有生育需求，且无恶变高危因素（绝经、绝经后出血、肥胖、糖尿病、息肉增大和使用他莫昔芬药物等）的患者，如果宫腔镜下所见息肉表面光滑、形态似水滴、无增生粗大异形的血管，也没有腺体开口和明显的内膜异常等特征，应术前先执行告知预防息肉复发的意义，征求患者知情同意后，在行宫腔镜息肉摘除术中即刻放置曼月乐环，以降低息肉复发率，效果优于口服孕激素。

闫医师小叮咛

为什么曼月乐环可预防子宫内膜息肉

曼月乐环（左炔诺孕酮宫内缓释系统）含有缓释的孕激素，在宫腔内局部释放的孕激素可使子宫颈黏液变厚，降低宫腔炎症的发生率，同时还能对抗雌激素对子宫内膜的增生作用，促进子宫内膜萎缩变薄，从而有效地预防子宫内膜息肉的复发。

第五节
输卵管炎

输卵管炎属于盆腔炎的一种，是病原体侵入输卵管引起的炎症性疾病，很可能会导致输卵管阻塞而无法正常怀孕。

一、输卵管炎有哪些症状

如果输卵管发炎了，炎症因子会刺激神经，出现持续性的下腹隐痛。

感染急性期还会出现发热、寒战、头痛、食欲减退等症状。随着炎症的蔓延，子宫内膜也会发生炎症，在炎症刺激下，分泌大量的黏液，出现白带异常增多、颜色淡黄且呈脓性，还会出现很难闻的气味。

如果输卵管附近的细小血管受到炎症影响，还会出现阴道血性分泌物。

输卵管炎患者还会出现性交后腹痛加剧，影响夫妻间的生活。

二、得了输卵管炎有什么危害

输卵管炎最糟心的不只是痛，还可能因炎症蔓延导致子宫内膜炎、卵巢炎、输卵管脓肿等一系列麻烦。不仅会引发不孕，还可能因为输卵管蠕动变差、拾卵功能异常、输卵管不通畅而出现宫外孕，导致输卵管破裂，危及生命。

治疗上，输卵管炎不易根治，用药"镇压"症状就减轻。没过几个月，还会再次复发。

三、输卵管炎是怎么来的

阴道自有的一些细菌，如葡萄球菌、链球菌等，属于机会致病菌，在酸性环境中被抑制，但是一些不良生活习惯导致阴道酸碱度发生改变后，会大量繁殖，引发炎症，甚至上行感染，引起子宫内膜炎及输卵管炎。另外，还有一些外来致病菌包括沙眼衣原体、淋病奈瑟球菌、支原体等，也会感染输卵管。

输卵管黏膜表面的纤毛一直向子宫方向摆动，将进入宫腔的病原体尽量排出体外。同时，输卵管黏膜分泌的输卵管液具有杀菌作用，可以杀灭病原体。但是，当病原体在子宫内大量繁殖，输卵管的蠕动功能无法承受病原体的攻击时，炎症便出现了。

尤其是在分娩、人工流产手术或是放置宫内节育器时，阴道、宫颈及宫体等的黏膜损伤后，病原体会通过黏膜破损处侵入淋巴系统，再蔓延至子宫、输卵管，引起感染。

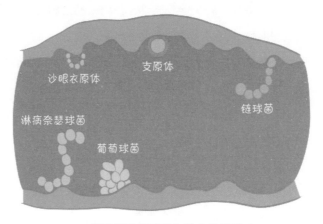

当感染输卵管的细菌大量繁殖时，
就会引起输卵管的炎症反应

导致输卵管炎症的细菌

四、诊断输卵管炎应做哪些检查

1. **妇科检查**。发现脓性分泌物、有异味、按压疼痛等，大致能够判断是否有妇科炎症。

2. **血液检查**。通过查血常规、血沉、C反应蛋白，来进一步判断身体内是否有炎症。

3. **宫颈分泌物的检查**。包括白带常规检测，支原体、衣原体、淋球菌检测，必要时进行分泌物的细菌培养，可以明确是哪种病原体感染。通过做药敏试验能看出哪种抗菌药物效果最好。

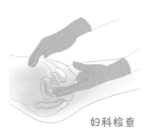

妇科检查

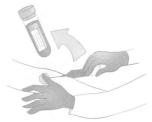

血液检查

五、输卵管炎该怎么预防

1. **注意生理卫生**

很多外来有害菌是通过性传播进入阴道，

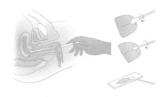

宫颈分泌物的检查

诊断输卵管炎要做的检查

最终感染输卵管的。多个性伴侣、性生活过频、经期性交等，都会增加输卵管感染的风险，因此进行性生活时要戴安全套。此外，毛巾、衣物等私人物品不共用，浴缸、马桶等物品要注意消毒，防止间接接触感染，远离输卵管炎。

2. 减少输卵管损伤

一些非正规的人流手术可能会损伤子宫内膜，造成感染，并累及输卵管，所以做好避孕，可以更好地保护输卵管，降低感染。

3. 调整作息、提高免疫力

早睡早起多锻炼，提高免疫力是关键。

第六节

盆腔炎

今年38岁的章女士因一次意外怀孕流产感染了慢性盆腔炎，反复腹痛3年多，虽然不是非常严重，但持续隐约的疼痛感，让她做什么事情都无法忽略疼痛的存在。长期的隐约疼痛让她乏力、不敢运动、不想吃饭、睡不好觉，什么姿势都无法缓解，同房时疼痛更严重。摸不到腹部具体哪个点有明确的压痛，可就是天天痛、时时痛，她感觉自己像得了绝症，每一天都活得很煎熬，对任何事物都提不起兴趣。

盆腔炎到底是一种什么疾病，如此折磨女性患者呢？

一、为什么会得盆腔炎

盆腔炎又名盆腔炎性疾病，顾名思义就是在盆腔里的脏器发生了感染性炎症，包括子宫内膜炎、输卵管炎、卵巢输卵管脓肿和盆腔腹膜炎。

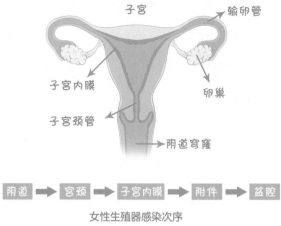

图中标注：子宫、输卵管、子宫内膜、卵巢、子宫颈管、阴道穹窿

阴道 ➡ 宫颈 ➡ 子宫内膜 ➡ 附件 ➡ 盆腔

女性生殖器感染次序

性传播疾病感染的盆腔炎，病原体多为淋病奈瑟球菌、沙眼衣原体。

非性传播疾病病原体包括需氧菌、厌氧菌、病毒和支原体等，也参与盆腔炎的发生。

盆腔炎大多数是源于阴道上行感染，而且多为混合性感染。

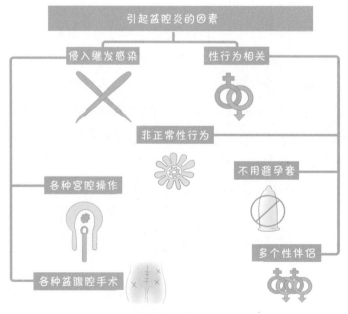

引起盆腔炎的因素

二、盆腔炎为什么会这么痛苦

盆腔炎的症状可轻可重，最常见的是持续性下腹痛，活动和性交后会加倍痛。

急性发作时常常伴有发热、白带多或者脓性白带，高热时会有寒战、头痛、食欲减退，甚至恶心、呕吐、腹胀、腹泻等。

如果炎症形成了脓肿，可能会有下腹部包块，甚至压迫和刺激症状。

感染的病原体不同，症状就会不同。淋病奈瑟球菌感染引起的盆腔炎，通常是因不洁的性生活引起，年轻女性更多见，发病很急，有时候会有高热，常引起输卵管积脓，出现腹膜刺激征及脓性阴道分泌物。

非淋病奈瑟球菌性盆腔炎发展较缓慢，高热及腹膜刺激征不如淋病奈瑟球菌感染明显。

年纪大、抵抗力差时也可能持续发低热，隐约持续的下腹痛经久不愈。

三、发现肚子痛，怀疑盆腔炎，都要做哪些检查

1. **查分泌物**。进行阴道微生态检查，观察有无阴道炎症，沙眼衣原体及淋病奈瑟球菌。

2. **感染指标的检查**。血常规、C-反应蛋白及红细胞沉降率等。

3. **盆腔器官超声检查**。

4. **其他检查**。尿常规、尿HCG（人绒毛膜促性腺激素）或血HCG检测。

有些患者腹痛时去医院检查，结果提示都正常，但医生还是诊断有盆腔炎。这是因为盆腔炎的临床诊断准确度并不高，但是不治或延迟诊治，又可能增加一系列后遗症的风险。所以，临床诊断依靠最低的标准。

以下标准符合一项，并排除了其他病因，即可诊断为盆腔炎性疾病，应进行经验性治疗。

---

1. 子宫体压痛。
2. 附件区压痛。

3. 阴道检查时宫颈有抬举痛。

如果腹痛伴有阴道炎感染的迹象，诊断的准确率会更高。

如果有以下额外症状，则诊断准确性更好。

1. 口腔温度≥38.3℃。

2. 子宫颈或阴道有黏液脓性分泌物。

3. 阴道分泌物显微镜检查白细胞增多。

4. 红细胞沉降率升高。

5. C-反应蛋白水平升高。

6. 实验室检查证实有子宫颈淋病奈瑟球菌或沙眼衣原体感染。

四、得了盆腔炎吃药就好，停药就犯，那应该用药多久

我在门诊遇到过很多这样的患者，年轻时不注意做好避孕措施，多次流产，且在流产后短时间内继续性生活，导致患上盆腔炎。进入中年后，盆腔炎会反复发作，吃药就好，停药就犯。

首先，对女性来说，流产后同房是健康的大忌，一定要避免。其次，在以抗菌药物治疗盆腔炎时，不仅要正确使用抗菌药物，还要规范治疗，足量、足疗程，不可因症状好转就提前停药。当药物无法达到理想效果时需在必要时进行手术治疗。

盆腔炎的治疗原则

1. 尽量选择广谱抗菌药物，覆盖尽可能多的病原体，包括淋病奈瑟球菌、沙眼衣原体、支原体、厌氧菌和需氧菌等。

2. 诊断后尽早用药。

3. 治疗方案尽量安全、有效、经济、不复杂。

4. 炎症严重的考虑静脉给药，必要时手术治疗。药物治疗至少持续14天。

治疗盆腔炎期间，性伴侣需要治疗吗

女性发作盆腔炎时，要考虑到近60天内接触过的性伴侣很可能感染到淋病奈瑟球菌或沙眼衣原体，应对性伴侣进行检查及相应治疗。如果盆腔炎患者查出了性传播疾病，需要伴侣一起治疗。

五、生活中，怎样预防盆腔炎

1. 洁身自好，保持单一的性伴侣。

2. 避免使用不洁的卫生用品，避免经期性生活。

3. 不要乱用清洗液灌洗阴道，平时用流动温水清洗外阴即可。

4. 做好经期卫生，即使血量不多，仍需2～3小时更换卫生巾，并保持外阴清洁，防止感染。

5. 加强体质，平时要经常锻炼身体，每周尽量保持5天以上、持续半小时的有氧运动，达到微喘、可以讲话但不能唱歌的运动强度即可。养成规律的作息习惯，营养均衡，不要过度减肥。

6. 注意孕期、分娩期及产褥期卫生，预防感染。

7. 每年定期体检，发现病症及时到医院规范治疗，不要自行随便用药。

8. 积极治疗邻近器官的炎症，避免炎症蔓延。

9. 如无生育要求需做好避孕措施，减少宫腔操作。

第七节

人乳头瘤病毒（HPV）感染

说到HPV，大多数女性都不陌生，近几年它的知名度很高，甚至可以说是妇产科界的"网红小生"。HPV即人乳头瘤病毒，它和宫颈癌是"出双入对"的好兄弟。

目前已分出100余种HPV的DNA，其中30多种与宫颈感染和病变有关。

一、感染了HPV，一定会得宫颈癌吗

根据HPV的致病力大小可分为高危型和低危型两种。

1. 低危型

HPV6、11、40、42、43、44、54、61、72、81、89等11种为低危型，主要引起生殖道肛周皮肤和阴道下部的外生性湿疣、扁平湿疣和低级别宫颈上皮内瘤变，多数呈一过性，可自然逆转。

2. 高危型

常见的高危型HPV有16、18、31、33、35、39、45、51、52、56、58、59共12种，疑似高危型HPV有26、53、66、67、68、70、73、82共8种，主要导致高级别宫颈上皮内瘤变和宫颈癌的发生。

除此之外，HPV感染还会引起肛门癌、阴道癌、外阴癌等生殖道癌症。

从HPV感染到发生宫颈癌一般需要8~12年。HPV在感染后12个月内，被免疫系统清除的概率可达70%。

二、哪些行为更容易感染HPV

有以下行为的人比普通人更容易感染HPV：

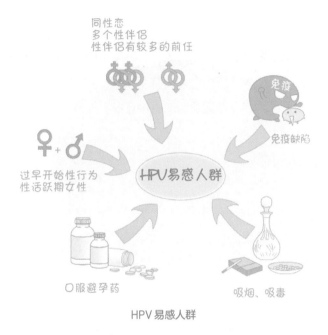

同性恋
多个性伴侣
性伴侣有较多的前任

免疫

免疫缺陷

过早开始性行为
性活跃期女性

HPV易感人群

口服避孕药

吸烟、吸毒

HPV 易感人群

三、HPV感染能用药物治愈吗

很多人非常关心，在自己感染了HPV之后，能不能通过药物治愈。其实，目前针对HPV并没有特效的治疗方法，主要依靠个体的自身免疫力。干扰素的作用是改善免疫和干扰病毒复制，并不是直接对付病毒的。目前各种针对宫颈病变的物理治疗和宫颈锥切术，能将HPV大部分消灭，即所谓"治病即治毒"。

四、HPV感染这么可怕，能不能避免感染HPV

1. 如果暂时不考虑要孩子，可以用避孕套避孕，减少被感染的机会。
2. 锻炼身体，提高免疫力。
3. 接种HPV疫苗，可以预防部分高危型的病毒感染。

五、已经感染了HPV怎么办

如果HPV检测结果是阳性，则代表已经感染了HPV，但是并不代表已经患上了宫颈癌。感染了HPV，医生会联合TCT检查（液基薄层细胞检测）来进一步明确病变性质，以判断是否需要阴道镜检查或者观察随访。

六、HPV疫苗有哪些

HPV在自然界有100多种，其中30余种和宫颈癌发生相关，但是，疫苗并不能覆盖所有的HPV亚型。

市面上目前可以见到4种疫苗，进口二价、四价和九价，以及国产二价疫苗。二价HPV疫苗可预防HPV16型和18型，四价HPV疫苗可预防HPV6、11、16和18型，九价HPV疫苗可预防HPV6、11、16、18、31、33、45、52和58型。三种疫苗针对HPV16型和18型感染的预防效果都非常显著。与二价HPV疫苗相比，四价疫苗还能预防HPV6型和11型引起的生殖器疣，九价HPV疫苗将预防宫颈癌的效力从70%提高到90%。相比之下九价当然是最高效的。

七、HPV疫苗这么好，是不是每个人都可以打

二价HPV疫苗：适用于9～45岁的女性，接种流程按第0、1、6月各接种1剂，共3剂；对9～14岁的女性，接种流程按第0、6月各接种1剂，共2剂。

四价HPV疫苗：适用于9～45岁女性，接种流程按第0、2、6个月各接种1剂，共3剂。

九价HPV疫苗：适用于9～45岁的女性，接种流程按第0、2、6月各接种1剂，共3剂。

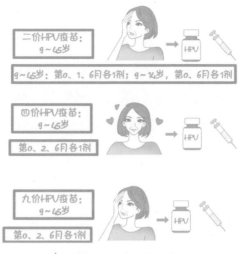

二价HPV疫苗：
9~45岁

9~45岁：第0、1、6月各1剂；9~14岁，第0、6月各1剂

HPV

四价HPV疫苗：
9~45岁

第0、2、6月各1剂

HPV

九价HPV疫苗：
9~45岁

第0、2、6月各1剂

HPV

HPV 疫苗适用人群与接种流程

八、HPV什么时间打最好

最佳防控HPV感染的年龄是在有性经验之前，这个时候被HPV感染的可能性小，接种疫苗的效果是最好的。随着年龄增加及性生活次数增加，感染HPV的可能性会越来越高。

从财政角度看国外预防HPV的情况，超过26岁的人群，如果还没有接种疫苗，大部分人可能都已经感染了HPV病毒，再去花大价钱推广免费的疫苗，似乎意义并不大，性价比不高。所以美国免费HPV疫苗计划接种只针对26岁以下的青少年，超过26岁则需自行购买。而我国还没有开展免费HPV疫苗接种，所以只需要考虑自身感染风险和经济状况选择接种即可。

闫医师小叮咛

接种HPV疫苗之前需要先去检查HPV，明确是否已感染吗

不是必须。因为即便感染了HPV，也不影响接种疫苗的决策，HPV疫苗只起到部分亚型的预防作用，并不能起到治疗的作用。所以，在接种疫苗前并不强行要求HPV检查。不过建议女性朋友们，在条件允许的前提下，可以先做一次检查，以了解自己的感染情况。

九、HPV疫苗接种后有没有不良反应

HPV疫苗临床接种很安全，接种后出现不良反应的案例极少，症状也较轻微，如注射部位出现红疹、肿胀及疼痛。比较严重的不良反应如发热、晕眩、肌肉无力及麻痹等，出现概率比较小。总体评价利大于弊就值得接种。

十、打了HPV疫苗就不会得宫颈癌了吗

当然不是。即使打了HPV九价疫苗，也只能够预防90%的宫颈癌和癌前病变。因为疫苗并不能覆盖所有HPV亚型，仍然有小概率发生宫颈癌。所以接种疫苗后仍然需要定期进行宫颈癌筛查。

十一、打完二价或四价疫苗，约到九价疫苗还可以打吗

有很多人苦苦等待HPV九价疫苗，一直杳无音信，迫不得已先接种了二价或四价疫苗。那么如果将来约到九价疫苗，还可以打吗？

可以，但是必要性不大。从公共卫生角度而言，HPV二价、四价和九价疫苗在预防宫颈癌（主要由HPV16和HPV18导致）方面可以提供相同的免疫原性和保护效力，接种三种疫苗中任何一种即可。

按照HPV九价疫苗说明书，如果有人接种完3剂HPV四价疫苗，还想接种HPV九价疫苗，则至少需要间隔12个月后才能接种，且要重新接种3针。

闫医师小叮咛

二价或四价已经接种一针，可以更换九价吗

不可以！根据世界卫生组织2017年关于HPV疫苗立场文件，有关三种HPV疫苗互换使用的安全性、免疫原性或效力的资料十分有限。考虑到这些疫苗在特性、组分和适应证方面各不相同，目前尚无临床数据支持HPV九价疫苗与其他HPV疫苗可互换使用。所以，即使有多种HPV疫苗可供选择，也最好将同一种疫苗进行到底！

十二、有过性生活的女性，还可以接种HPV疫苗吗

HPV感染并不是接种疫苗的禁忌证。虽然在低龄人群中接种HPV疫苗的获益会更高，但有过性生活的女性，并不一定感染HPV，只要在适龄范围，都可以接种HPV疫苗。感染了HPV的适龄女性接种HPV疫苗，也能预防持续性HPV感染。

十三、孕妇和哺乳期女性可以接种吗？接种疫苗后怀孕怎么办

目前在动物实验中没有发现接种HPV疫苗会对生殖、妊娠、胚胎发育等产生直接或间接的不良影响。但作为预防措施，不推荐孕妇接种HPV疫苗。因此妊娠期应避免接种HPV疫苗。

在临床试验中，尚未观察HPV疫苗诱导的抗体经母乳分泌情况，但由于许多药物可经母乳分泌，因此，哺乳期也应慎用。

若女性已经或准备妊娠，建议推迟或中断接种，妊娠期结束后再进行接种。

目前并无临床证据证明HPV疫苗可导致人类胚胎畸形，所以接种后若发现怀孕，不主张立即终止妊娠。美国食品药品监督管理局（FDA）药物分类中，两种HPV疫苗均属于B类药物，且HPV疫苗属于灭活疫苗，理论上不会对妊娠造成不良影响。建议发现怀孕后，停止接种，定期进行孕期检查，检查未见异常可继续妊娠，直至分娩后再继续完成接种。

> **闫医师小叮咛**
>
> ### 四价、九价疫苗约不到，是等待还是打二价疫苗
>
> 二价和四价疫苗对于预防宫颈癌的作用是一样的，对于HPV16和18型预防效力是相当的。所以能约到什么打什么，因为你永远不知道病毒和HPV疫苗产生的抗体哪一个先来！

第四章
性传播疾病

在那个乱贴小广告的年代，你可能在公厕门背后、马路旁电线杆或犄角旯旮的墙面上看过一些写着"一针见效""包治性病"的小广告。"性病"这词很扎眼，在很多人的认知里也很神秘。

性病的全名叫作性传播疾病（sexually transmitted disease，STD），是通过性接触传播的传染病。目前已知可以通过性接触传播的细菌、病毒和寄生虫有30多种，其中有8种非常容易致病，我们常听说的梅毒、淋病就包含其中。另外还有4种不可治愈的病毒性感染，你可能也听过，它们是乙型肝炎病毒、单纯疱疹病毒、艾滋病毒（HIV）、人乳头瘤病毒（HPV）。接下来我们就来说说能被治愈的几种性病。

第一节
支原体感染

支原体感染是临床关注度很高的问题，涉及妇科、产科、泌尿科、男科、生殖科、皮肤科等，但是很可惜，目前没有一份指南或者医疗行为规范，指导我们如何治疗支原体感染。甚至很多医护人员对支原体的致病性认知都很混乱，导致不同医生给出的临床结论、是否治疗及如何治疗都不同。我整理迄今为止的专家共识，供大家参考。

一、支原体有哪些种类

能够从人体分离出的支原体一共有16种，其中7种有致病性。和泌尿生殖道有关的支原体有解脲支原体（UU）、人型支原体（Mh）、生殖支原体（Mg）。感染支原体，并不能简单地理解为性病。支原体在泌尿生殖道存在定植现象，可以简单地理解为无症状携带，其中以解脲支原体的无症状携带最为多见。

支原体培养中，解脲支原体检出率比较高，但是检测出来也不一定有明确的临床意义。

二、支原体可能有哪些危害

1. 尿道炎

支原体是泌尿系感染常见的致病微生物，它诱发的尿道炎在临床上最常见，有时候还会引起肾盂肾炎。非淋球菌性尿道炎中，有35%～50%与衣原体感染相关，20%～40%与支原体相关。

2. 宫颈炎和盆腔炎

支原体里的生殖支原体是宫颈炎、子宫内膜炎、盆腔炎、输卵管性不孕和男性生殖道疾病的病因之一。生殖支原体只要查出来就需要治疗，但是我国很多医院对生殖支原体的临床检测很少。

3. 早产和绒毛膜羊膜炎

目前大多数临床研究认为不需要对孕期生殖道检出的解脲支原体进行干预和治疗。但是如果怀孕时生殖道支原体感染导致绒毛膜羊膜炎及早产，就需要在生殖道里进行取样和评估。

4. 对男性精子的影响

目前研究结果表明，解脲支原体可能影响精子活跃度，主要是因为支原体黏附会影响精子活动，也有可能是支原体诱导产生抗精子抗体，但未明确其致病性。

5. 对辅助生殖的影响

多项研究表明，男女双方生殖道发现解脲支原体阳性对体外受精的受精率、异常受精率、卵裂率、临床妊娠率及流产率均没有明显影响，宫颈解脲支原体阳性不影响体外受精及胚胎移植的妊娠结局。

三、泌尿生殖系统的支原体感染需要治疗吗

如果男女双方均未出现泌尿生殖道感染的相关症状，仅为解脲支原体阳性，考虑为携带者，不用治疗。

解脲支原体感染治疗后症状体征消失，但复查解脲支原体还是阳性，应考虑是解脲支原体携带者，不必继续进行药物治疗。

男方若确诊为解脲支原体引起的尿道炎，男女双方需要一起治疗。治疗期间避免无保护性生活。

男方精液质量异常且有生育需求时，建议男女双方同时治疗一疗程。

如果有条件进行生殖支原体检测，应该在怀疑尿道炎和宫颈炎时积极进行生殖支原体检测。

治疗盆腔炎时，如考虑支原体可能参与盆腔炎的发病，则选择抗菌谱广的抗生素，覆盖支原体。

四、哪些抗生素对支原体有效

因为支原体没有细胞壁，所以对作用于细胞壁的抗生素耐药，比如头孢类药物。

人型支原体对林可霉素敏感，但对红霉素耐药；与之相反，解脲支原体对红霉素敏感，但对林可霉素耐药。阴道的酸性环境可使红霉素等抗生素失活或活性降低。人型支原体对克林霉素敏感，而解脲支原体对克林霉素中度敏感。庆大霉素则对支原体无作用。

四环素类是常用的治疗支原体感染的药物。但是已经发现了对四环素耐药的支原体变种，因此四环素也不是对支原体普遍有效。

五、支原体感染如何治疗

1. 多西环素 100毫克，口服，每日2次，7日；
2. 阿奇霉素 1克，单次口服，或 0.25克，口服，每日1次，首剂加倍，共 5～7日；
3. 氧氟沙星 500毫克，口服，每日1次，7日；
4. 莫西沙星400毫克，口服，每日1次，7～14日。

以上用药需遵医嘱。

如果患者存在盆腔炎，需按照盆腔炎治疗方案进行治疗，总疗程14天。

复查随访：治疗后随访，如果用培养法宜在停药后2周复查，采用核酸检测法宜在停药后4周复查。

第二节

衣原体感染

衣原体是介于病毒和细菌之间的一类微生物，与病毒相比，它的个头儿稍大，生存能力稍强，却又逊于细菌。它广泛寄生于人类、哺乳动物和鸟类。

一、致病衣原体有哪些

目前已知可以引起人类疾病的衣原体共有三种，分别是沙眼衣原体、肺炎衣原体和鹦鹉热衣原体。其中，肺炎衣原体会引发非典型性肺炎，鹦鹉热衣原体则主要在鸟类间传播和感染，偶尔会由带菌动物传染给人类，并引起发热、头疼、咳嗽等症状。

沙眼衣原体家族庞大，有很多亚型，不同亚型会造成不同的部位感染。在目前被发现的15个沙眼衣原体亚型中，A～C亚型会引起沙眼，D～K亚型与生殖道感染密切相关，而L1～L3亚型则会引发性病淋巴肉芽肿。

闫医师小叮咛

得了沙眼，生殖道也会感染吗

眼部和生殖道的沙眼衣原体感染完全是两种疾病，得了沙眼并不意味生殖道也会被感染。但如果没能及时治疗，患上沙眼可能最终导致失明。生殖道感染沙眼衣原体后也会带来严重后果。此外，生殖道沙眼衣原体感染也是HIV感染的重要协同因素，会进一步促进HIV广泛经性传播。

二、沙眼衣原体性病患者有哪些症状

生殖道沙眼衣原体感染的炎症反应轻微，无论男女均可呈现无症状感染。据估计，无症状感染者比有症状感染者人数更多，是最重要的传染源。衣原体患者的症状并不明显，70%～90%的女性患者没有明显症状，即使出现症状，也是非常轻微的，因此不被重视。

可能有一部分患者在感染1～3周后会出现白带增多、阴道分泌物有异味、排尿时有疼痛感、性交痛等症状，如果没有及时治疗，感染会逐渐恶化，引发不孕症、盆腔炎等，因此一定要及时治疗，防止病情恶化。

女性衣原体感染的症状包括宫颈炎、尿道炎、盆腔炎的相关症状。

1. 阴道分泌物增多。

2. 小便时疼痛或灼烧。

3. 性交痛和/或性交后出血。

4. 下腹痛，尤其是同房时。

男性衣原体感染的症状包括尿道炎、附睾炎、前列腺炎、关节炎（瑞特综合征）的相关症状。

1. 从阴茎流出白色、混浊或水状的稀薄分泌物。

2. 小便时疼痛或灼痛。

3. 睾丸疼痛和/或肿胀。

肛门、眼睛都可能感染衣原体，感染后可能导致肛门疼痛、肛门出血或眼睛发炎红肿（称为结膜炎）。喉咙衣原体感染通常没有任何症状。

三、衣原体性病的并发症有哪些

1. 不孕症。女性患者可发生输卵管粘连、盆腔粘连而导致不孕。

2. 各种泌尿生殖系统炎性疾病。衣原体感染会引发尿道炎、宫颈炎、输卵管炎、盆腔炎、直肠炎等各种炎性疾病。

3. 新生儿感染。新生儿免疫系统尚未发育完全，衣原体很容易引发新生儿结膜炎以及肺炎。

4. 成人衣原体结膜炎。患者会出现红眼、眼睛分泌物增多等症状。

5. 衣原体性病通常会合并淋病、尖锐湿疣，因此诊断出衣原体感染，还应该进行其他相关病毒的检测。衣原体感染会增加感染HIV的风险，因为它会引起炎症和溃疡，使HIV更容易进入人体。

四、哪些因素会引发衣原体性病

1. 性传播。即使没有发生实质性行为，也有可能从感染者那里获得衣原体。比如，接触到感染者的精液或阴道分泌物，或者它们进入了眼睛，也可能会感染。

2. 与别人共用毛巾或使用宾馆里的不洁床褥被单等也可能感染。

因此，应每年定期进行衣原体检测，预防盆腔炎。建议感染衣原体的女性接受治疗3个月后再次复查衣原体，以检测是否有新的衣原体感染。同时性伴侣也应进行检测和对应治疗。治疗期间患者与性伴侣均应避免无保护性生活。

五、沙眼衣原体宫颈黏膜炎的治疗

1. 推荐方案

阿奇霉素1克，单次顿服

多西环素100毫克，每日2次，共7～10日

2. 替代方案（多选一）

米诺环素100毫克，每日2次，共10日

四环素500毫克，每日4次，共2～3周

红霉素碱500毫克，每日4次，共7日

罗红霉素150毫克，每日2次，共10日

克拉霉素250毫克，每日2次，共10日

氧氟沙星300毫克，每日2次，共7日

左氧氟沙星500毫克，每日1次，共7日

阿奇霉素500毫克，每日1次，静脉滴注或口服1～2日后改为250毫克，每日1次，口服5～7日。

以上用药方案仅供参考，以临床医生建议用药方案为准。

第三节

淋病

淋病是目前世界上发病率极高的性传播疾病之一，致病菌是淋病奈瑟球菌，俗称淋球菌。淋球菌呈椭圆形或球形，是细菌家族的成员之一，它喜欢潮湿的环境，在干燥环境中最多活1～2小时，高温100℃、酒精等消毒剂都可以杀死它。淋球菌不会传染给动物，只传染给人。男女感染后的表现有所不同，男性早期多有症状，故可以在早期治愈；而女性早期多无症状，发现时已有并发症，可引起盆腔炎性疾病，继发不孕、异位妊娠等疾病。

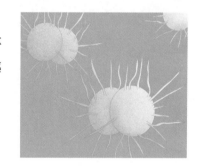

淋病奈瑟球菌

一、淋球菌是怎么传染人的

淋球菌主要存在于淋病患者患病部位的分泌物中，它一见到黏膜细胞，就会钻进去，开始大量繁殖入侵，比如尿道、生殖器、肛门、直肠甚至眼睛等部位的黏膜，都是淋球菌的最爱。

1. 性传播

在性交时如果没有做好安全措施，淋球菌就能轻松接触黏膜，造成感染，这是淋球菌最主要的传播途径。

2. 间接接触传播

通过接触含淋球菌的物品而被感染。比如，淋病患者的毛巾、衣物等物品很有可能沾上淋球菌。他人再使用这些物品时，淋球菌就有可能通过间接接触实现感染。

3. 母婴传播

妈妈怀孕时，淋球菌可能会传染给宝宝。分娩过程中，宝宝也可能会通过接触产道分泌物造成感染。

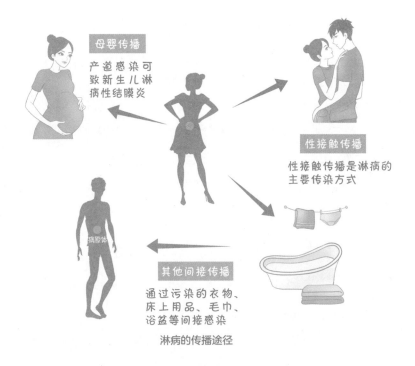

母婴传播
产道感染可致新生儿淋病性结膜炎

性接触传播
性接触传播是淋病的主要传染方式

病原体

其他间接传播
通过污染的衣物、床上用品、毛巾、浴盆等间接感染

淋病的传播途径

二、被淋球菌入侵会出现哪些症状

男生感染淋球菌多数会出现流脓，脓液呈黄绿色，常伴有烧灼感。

女性感染后症状比较复杂。

1. 下生殖道

尿道炎：尿频、尿急、尿痛，尿道口红肿、触痛。

宫颈管黏膜炎：阴道脓性分泌物增多，外阴瘙痒伴烧灼感，窥阴器打开可见宫颈充血红肿糜烂，有脓性分泌物流出，触痛、触血。

前庭大腺炎：腺体开口红肿、溢脓，腺体开口阻塞则形成前庭大腺脓肿。

2. 上生殖道

盆腔炎性疾病：子宫内膜炎、输卵管炎、输卵管卵巢积脓、盆腔脓肿等，可引起输卵管阻塞，继发不孕。

输卵管卵巢积脓：脓肿破裂可引起化脓性腹膜炎进而表现为双侧下腹剧痛，一侧较重，发热、全身不适伴恶心呕吐。妇科检查时抬起宫颈可有宫颈举痛，附件囊性包块，压痛明显。当脓液流入直肠子宫陷凹时还可能会有肛门坠胀感。

3. 淋病播散

菌血症：会有高热寒战、皮损，如果关节受影响还会出现永久性损伤，如关节炎、心内膜炎、心包炎、胸膜炎、脑膜炎等。

4. 妊娠合并淋病

孕早期易致流产；孕晚期易致绒毛膜羊膜炎、胎膜早破、早产、胎儿生长受限；产褥期的淋病更易扩散，引起子宫内膜炎、输卵管炎等。

若新生儿因感染而患淋球菌性结膜炎，需要及时治疗，否则易引起角膜溃疡穿孔等严重后果，可能致盲。

三、得了淋病怎么办

1. 无并发症治疗方案

（1）淋球菌尿道炎、宫颈炎、直肠炎

头孢曲松钠250毫克单次肌注

或大观霉素2克单次肌注（宫颈炎4克）

替代方案：头孢噻肟1克单次肌注

（2）儿童淋病

体重＞45千克按成人治疗

体重＜45千克者，头孢曲松25～50毫克/千克体重单次肌注；或大观霉素40毫克/千克体重单次肌注。为预防发生新生儿眼病，应用1%硝酸银眼药水滴眼。

2. 有盆腔炎并发症治疗方案

口服头孢曲松250毫克，每日1次，10日

加服多西环素100毫克，每日2次，14日

加服甲硝唑400毫克，每日2次，14日

注意：加服药物是由于盆腔炎常由淋球菌、衣原体引起，或伴有需氧菌、厌氧菌的混合感染，需选用覆盖以上病菌的药物共同治疗。

以上治疗方案仅供参考，以临床医生建议用药方案为准。

四、淋病可以治愈吗

淋病是可以治愈的，并且花费并不昂贵，因此千万别听信电线杆或网页上的广告，一定要到正规医院治疗。

治疗结束后2周内，在无性接触史情况下，符合如下标准即为治愈。

1. 症状和体征全部消失。

2. 在治疗结束后4～7天淋球菌复查阴性。

特别提醒：感染了淋病应到正规医疗机构进行检查和治疗，必须要在医生的指导下规范用药，不可私自盲目用药，否则不但影响治疗，还会延误病情。治愈后仍有可能因与淋病患者进行不安全性行为而再次感染。

五、怎样预防淋病发生

人类对淋球菌无自然免疫力，均易感，痊愈后免疫力不会增强，但不能防止再次感染，所以预防很重要。具体预防措施有以下几点。

1. 注意个人卫生，不与他人共用内裤、毛巾等个人物品，日常生活中的内裤、毛巾要晾晒在阳光通风处。

2. 保持健康良好的性卫生习惯，比如使用安全套、性生活后及时清洗生殖器、性生活结束后及时排尿，可在一定程度上减少感染风险。

3. 夫妻同治，即使无症状，夫妻双方也要同时治疗，而且治疗期间禁止性生活。

4. 保持良好的饮食习惯，少吃辛辣、刺激性食物，戒烟酒，多喝水，多运动，增强抵抗力。

第四节
尖锐湿疣

尖锐湿疣的名气这么大，跟以往电视、报纸等媒体以及电线杆小广告的"宣传"脱不了干系。以前信息发展滞后、没有网络，常会在路边宣传栏、电线杆和农民房侧面的土墙上看到关于尖锐湿疣的小广告。对于没有医学基础的人来说，一听到是性病，又叫作尖锐湿疣，会觉得应该是长在男性那个部位尖端的。所以对于它竟然会传染给女性很不解。

作为性传播疾病之一，它对女性而言可不像痘痘那么"单纯"。

一、什么是尖锐湿疣

尖锐湿疣是由低危型人乳头瘤病毒（HPV）引起的以疣状病变为主的一种

性传播疾病。它在性交时通过局部细微损伤的皮肤黏膜进入人体，悄悄抵达生殖器（包括外阴、阴道、宫颈）、肛周及周围皮肤。这里上皮细胞多，免疫细胞少，病毒很容易"定居"，时间久了，上皮细胞会把它当成"自己人"，并生出一个"混血儿"，它长到皮肤角质层，不容易脱落，继续生长就形成乳头状的突起，有的也可以呈菜花状、鸡冠状等各种形状。

二、口腔竟然也会感染尖锐湿疣

HPV分布较为广泛，不仅会感染男性生殖器，皮肤和黏膜都有可能被感染。

> 28岁的刘女士，在一次就诊时很焦虑地倾诉，她前段时间和一个男士有过亲密行为，再次相遇时发现男士下体长了突起的东西，于是她越想越害怕，担心自己也会长，要求检查一下。我本来想给她做一下妇科检查。结果，她却原地未动，张开了嘴巴……

据调查显示，在各种生殖器以外的器官中，口腔尖锐湿疣的发病率最高，主要传播途径是无保护性行为。

一般感染后1～8个月（平均3个月）出现口腔不适，首先是口腔中有灼痛或不同程度痒感，其次是在舌系带、上腭牙龈、舌缘等处出现菜花样疣体，严重影响进食。出现以上症状时，可用"醋酸白试验"进行鉴别，取5%醋酸溶液（食用白醋也可以）涂抹疣体，若出现边界清晰的发白区域，则提示感染。

强调一下，口腔尖锐湿疣具有很强的传染性和复发性，且激光治疗很难操作。治疗时较为疼痛，严重影响生活质量。而且，口腔尖锐湿疣与口腔癌有关，必须重视。

三、得了尖锐湿疣，该怎么办

发现有类似的菜花状、鸡冠状赘生物时，要及时到医院找医生诊断，不要觉得难以启齿或盲目相信小广告。最好带上6个月内有过性接触的性伴侣一同去筛查。

由于尖锐湿疣复发率高，治疗后要密切随访，直至疣体消失为止。对于外生较大的疣体通常的处理原则是用最低廉的价格、最简单的方式消除，同时辅助外用干扰素外涂。但不建议自行购药使用。

另外，这些赘生物受到挤压、摩擦会引起疼痛、瘙痒、感染。因此，平时要尽量穿宽松、舒适、透气性好的棉质内裤，清洗内裤时尽量使用温和的专用清洗液。

预防是最好的治疗。首先是要避免不安全性行为，其次就是接种HPV疫苗。现有的HPV四价和九价疫苗都可以预防尖锐湿疣，但是接种疫苗不能用于治疗已发生的HPV感染和已存在的尖锐湿疣。

四、感染HPV发了尖锐湿疣，治愈后还会复发吗

尖锐湿疣容易治愈，也容易复发，常见于治疗后3个月，复发率高达50%～70%。如果治疗后6个月无复发者，则复发机会减少。一年无复发者，就算是根治了。身体免疫力强的，一两个月就能治愈。

容易复发的尖锐湿疣具有以下几个显著特点。

1. 免疫力低下。有研究表明，免疫力强的人，尖锐湿疣容易治愈。免疫力差的人，容易反复发作。尤其是工作压力大及经常熬夜的人群，不运动、久坐、睡眠差导致免疫功能下降，容易复发。

2. 潜伏感染是尖锐湿疣复发的主要原因，肉眼可见的局部疣体病毒量占总体的20%左右，剩下80%的HPV会隐藏在局部皮肤黏膜中，在合适的时机或免疫力低下时，得以快速繁殖复发。

3. 隐蔽、特殊部位的病灶，如尿道口、冠状沟、肛门等，往往不易被发现，容易因为治疗不彻底、隐匿较深而再次复发。

4. 有多个性伴侣、不注意局部卫生。潮湿闷热的局部环境非常适合HPV的繁殖，日常不注意个人清洁、包皮过长藏污纳垢、性生活前后不清洗、不采用安全套防护等都是尖锐湿疣容易复发的因素。

5. 重复感染。如果治好之后，继续发生无保护性行为，或者性伴侣没有同时检查治疗，易造成再次感染。

五、怎样预防尖锐湿疣的复发

无法彻底治愈，反复发作，真是一个令人头疼的问题。长在私处，排尿、排便受影响。长在嘴里，吃东西、讲话都会受影响。那么，怎样才能预防复发呢？

1. **增强免疫力**。尖锐湿疣是感染HPV后产生的。目前，针对HPV感染尚无特效药物，只能依靠自身的免疫力去消灭它。免疫力的强弱因人而异，即便是年轻人，如果经常加班、熬夜、缺乏运动等，身体免疫力也未必会好。所以，治疗尖锐湿疣的关键在于提高免疫力，保持好心情，劳逸结合，保证充足的睡眠，加强锻炼，增强体质。

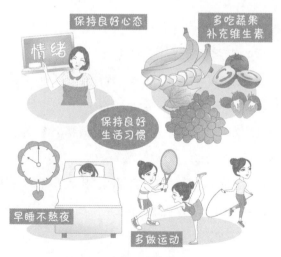

保持良好习惯，增强免疫力

2. **饮食均衡，加强营养。**饮食要多样化，荤素搭配，多吃新鲜蔬果，避免进食辛辣刺激性食物，同时建议戒烟、戒酒，因为酒精会刺激局部皮肤，在一定程度上增加尖锐湿疣的复发程度。

3. **正确使用安全套。**重点强调全程带套。尖锐湿疣与性生活卫生有很大关联，每次性生活前后要洗澡，对外生殖器认真清洗。如果性伴侣也患有尖锐湿疣，应同时治疗。治疗期间适当禁欲，避免复发。

4. **加强个人清洁。**良好的生活习惯要从自身做起，每天打扫房间，保证室内空气流通。内衣、内裤、浴巾等用品单人专用，保持私处干爽清洁。接触患处前后需彻底清洁双手，防止间接传播。

第五节

生殖器疱疹

举一个典型的生殖器疱疹案例：22岁的小李表情很痛苦地把着诊室的门框，缓缓地挪着步来做妇科检查。她在月经快干净的时候和外地男友相聚，无保护地发生性行为，3天后，她出现了外阴阴道灼痛如针刺和火烧般剧烈，还有同侧腹股沟淋巴结增大伴体温升高至38℃。

妇科检查时，我发现在她外阴有大量的簇状水疱，部分水疱有破损渗出黄色清亮的液体，部分破损水疱的表面有污秽的脓苔。两侧大阴唇内侧和小阴唇表面广泛溃疡，两侧创面贴合粘连在一起，当用手分开检查时，患者感觉非常疼痛。

这是典型的生殖器疱疹症状。

一、生殖器疱疹有哪些症状

生殖器疱疹是由单纯疱疹病毒（HSV）感染泌尿生殖器及肛门周围皮肤黏膜而引起的慢性、复发性、难治愈的皮肤病。

大多数患者得了生殖器疱疹起初没有明显症状，一般在感染3～14天出现疱疹，生殖器疱疹早期为单个、散在或者成群的小水疱，周围发红，有瘙痒、红肿和破溃，有严重的烧灼感。2～4天后水疱破溃形成糜烂或者溃疡，一般3周左右愈合。

生殖器疱疹多发于外生殖器，比如肛门周围皮肤黏膜湿润的区域，也可能发生在腹股沟、臀部和阴囊等部位。

女性患者会感染到外阴、阴道黏膜甚至宫颈表面，可出现疼痛、红肿、脓性分泌物。发疱疹的女性常同时伴有发热、乏力、肌肉酸痛、头疼等全身症状。

二、生殖器疱疹有哪些危害

生殖器疱疹复发频繁，复发次数平均每年3～4次，多的能达十余次。复发的时候，先从原发部位出现疱疹，然后很快破溃，形成溃疡或糜烂，通常7～10天内愈合。生殖器疱疹患者发生宫颈癌的风险是健康女性的5倍以上。

三、生殖器疱疹是怎么发生的

生殖器疱疹是由单纯疱疹病毒（HSV）引起的，这是一种外形圆滚滚的DNA病毒。它对外界的抵抗力不强，在56℃的环境下，半小时死亡。紫外线照射5分钟死亡。

HSV只传染人不会传染动物。它经过皮肤黏膜的破损处侵入，微小的破损即可侵入。侵入角质层细胞后开始复制，使角质层细胞肿胀变性。炎症使血管充血，因此水疱下可以看到红晕。很快毛细血管开始渗出增强，从血管里灌向丘疹，出现疱疹。

炎性因子因为刺激到肛门及外生殖器周边的皮肤和黏膜区域的神经，会出现瘙痒及严重的疼痛、烧灼感。一旦疱疹破溃感染，皮肤上就会出现溃疡、糜烂。

当身体的免疫系统逐渐消灭身体里的大部分病毒后，仍然会有小部分病毒潜藏在神经细胞。当身体抵抗力下降，就会复发。

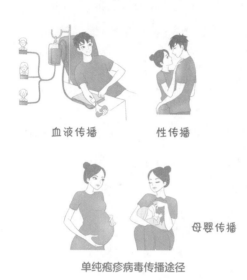

血液传播　　　　性传播

母婴传播

单纯疱疹病毒传播途径

四、怀疑得了生殖器疱疹，应该做哪些检查

医生需要通过病史询问，了解是否有高风险人群的性生活史、性伴侣数量，检查外生殖器和肛周是否有水疱、溃疡和疼痛等，同时结合病毒培养，取一些溃疡附近的水疱液进行检查，通过核酸检测如果查到HSV的DNA，则可以确诊。

闫医师小叮咛

高危性行为之后，如何判断自己是否感染

一般来说生殖器疱疹大概率是通过性传播，潜伏期2～20天，假如性交后20天，未出现生殖器疱疹，基本能确定自己没有感染。

五、生殖器疱疹能彻底治愈吗

一般专家认为，初次感染生殖器疱疹，经过积极治疗后，全身症状消失，皮损愈合就算临床治愈了。但是大多数人感染后一生都会带有病毒，当身体抵抗力下降，病毒会时不时复发。通过正规有效的药物治疗后，可以减少复发时带来的疼痛，减轻症状，降低生殖器疱疹发病的频率。

在治疗过程中，严禁性生活，同时性伴侣也需要进行检查及治疗。

六、对生殖器疱疹有效的药物

HSV病毒的复制是通过DNA的复制实现的，目前临床上的药物是针对DNA聚合酶的活性来达到抑制DNA复制的作用，从而减少病毒数量。主要的抗病毒药物有阿昔洛韦、伐昔洛韦、泛昔洛韦等，一般需要7～10天连续用药，减少病毒复制。对于用药时机的掌握十分重要，最好不超过水疱出现后24小时。

闫医师小叮咛

用生理盐水清洗有用吗

局部用药可以缓解皮肤疼痛的症状，减少感染。可以使用生理盐水或者3%的硼酸洗液清除皮肤表面的组织渗液，局部涂药膏可以预防感染，比如3%的阿昔洛韦乳膏或1%喷昔洛韦乳膏等。如果病毒感染继发细菌感染，还需结合抗生素治疗。注意涂药时不要直接用手，最好用清洁的棉签点状涂抹表面，减少渗液对健康皮肤的接触。

七、生殖器疱疹如何止痛

生殖器疱疹会出现剧烈的烧灼样或者刀割样疼痛，因而止痛十分必要，不要担心止痛药会带来不良反应。只有吃得好、休息好，免疫力才更容易恢复，疱疹才会好得更快。

轻中度的疼痛可以口服非甾体抗炎药，如对乙酰氨基酚、布洛芬或阿司匹林等，但需要遵医嘱。严重的疼痛必要时需结合局麻药缓解。

八、如何预防生殖器疱疹再次发生

在治疗时没有被杀死的单纯疱疹病毒，会在神经细胞里向脊髓神经根蔓延，并潜伏在这里。当身体状态差，免疫系统低下时，病毒就会卷土重来，沿着来时的路再回到皮肤表皮层，再次复发，于是原发感染部位又开始出水疱。

避免生殖器疱疹或其他性病最有效的方法就是保证性生活安全卫生。

闫医师小叮咛

产妇如何防止宝宝感染

生殖器疱疹患者的毛巾衣物都可能携带HSV，因此接触这些物品时，也可能感染HSV。所以毛巾、衣物不共用，浴缸、马桶要注意消毒。孕妈妈在孕期可能会将病毒传给胎儿，也可能通过分娩时产道和阴道分泌物感染宝宝。感染HSV的孕妈妈一定要及时到医院治疗，减少传给宝宝的概率。

第六节

梅毒

虽然"梅毒"这个词以前经常出现在社会新闻和街边小广告上，但其实很多人对它并不是很了解。

一、梅毒是什么病? 得了梅毒要紧吗

梅毒是由梅毒螺旋体引起的一种慢性、系统性性传播疾病。因为透明不容易染色,所以梅毒螺旋体又称为苍白螺旋体。梅毒是慢性病,在患病以后不会马上表现出症状,但它可以慢慢侵入人的心脏、眼睛、骨骼及神经系统,一点点破坏这些脏器的功能。

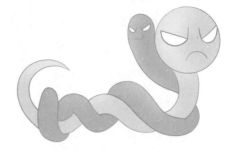

梅毒螺旋体

感染梅毒后,不会马上出现症状,此阶段称为梅毒的潜伏期。梅毒潜伏期为9~90天,患者通常在感染梅毒后14~28天开始发病。

二、梅毒的潜伏期会不会传染

梅毒患者在潜伏期也有传染性。随着病程的延长,梅毒的传染性也逐渐减小,病程超过2年以上时,梅毒的传染性会大大减弱。梅毒患者经过正规的治疗与随访复诊,确认治愈后不再具有传染性。未经治疗的梅毒患者在感染后1年内传染性最强,其皮肤和黏膜表面含有大量的梅毒螺旋体。潜伏期的梅毒可以通过输血传播,但一般不通过性行为传播。梅毒病程超过2年,性行为一般也不传播,但仍可以通过胎盘传染给胎儿,病程越长,传染给胎儿的概率越低。

三、梅毒有哪些症状

梅毒根据严重程度,可以分为一期梅毒、二期梅毒、三期梅毒。

一期梅毒的典型表现是硬下疳,一般是在感染梅毒1个月后,外生殖器出现指甲盖大小的溃疡,这些溃疡基底较硬,不疼不痒。

如果不治疗,经过3~4周,硬下疳可以自行愈合,但是自行愈合并不代表痊愈。硬下疳若及时治疗,一般1~2周后消退。

一期梅毒未经治疗或治疗不彻底，在硬下疳愈合之后3～4周，全身皮肤、黏膜都可能会出现皮疹，表现为红斑、丘疹甚至脓疱、溃疡等，这时候称为二期梅毒。因此二期梅毒较典型的表现就是反复出现皮疹。

如果皮疹反复出现达到2年以上，就称为三期梅毒。三期梅毒如果再不治疗，8～10年后就可能引起心血管梅毒、神经梅毒等，危及生命。不过，因为治疗药物有效，严重的三期梅毒现在已经基本见不到了。总体来说，梅毒的临床表现主要就是硬下疳和皮疹。

一期梅毒

梅毒螺旋体侵入人体7～60天，平均3周后在受侵局部出现硬下疳。

二期梅毒

一期未治疗或治疗不规范

特点是起初为单个暗红色斑丘疹或丘疹，逐渐增大，很快形成糜烂面，可单个存在，偶尔可见2～3个。

可由淋巴结系统进入血液系统内大量繁殖，侵犯皮肤、黏膜、骨骼、内脏，心血管及神经系统。

三期梅毒

未经治疗或治疗不充分潜伏期通常为2～4年，约有1/3发生三期

这时可侵犯内脏，特别是心血管及中枢神经系统，危及生命。破坏性大，愈后遗留萎缩性瘢痕。

梅毒的分期

闫医师小叮咛

症状消失就等于治愈了吗

有的患者在症状消失后就不再治疗，也不去医院复查的做法是不对的。梅毒治愈的标准不仅是临床治愈，即症状、体征消失，还要达到血清学治愈，即血清中梅毒螺旋体消失。在治愈后的2年内还应进行定期随访（复诊+血液检查）：第1年，每3个月复查一次；第2年，每6个月复查一次。

四、梅毒是如何感染的

梅毒的传播方式主要是性接触传播、母婴传播和血液传播。90%的梅毒都是性传播染病。

1. 梅毒可以通过洗澡和毛巾传染吗

梅毒螺旋体是一种很脆弱的病原体，在体外很难存活，离开活体很快就死了，对高温尤其敏感，遇到50℃的温度只能存活5分钟。因此在公共澡堂，单纯洗澡不会传染梅毒。

2. 住酒店、上厕所会感染梅毒吗

基本不可能。梅毒螺旋体非常脆弱，不喜欢40℃以上的环境，不喜欢干燥的环境，不喜欢消毒水。住酒店坐马桶时只要皮肤没有伤口、没有破损，普通接触根本不可能感染。

3. 梅毒会通过口交感染吗

梅毒侵入性比HIV强百倍。一期梅毒的口腔硬下疳内含大量梅毒螺旋体，传染力强，梅毒患者的血液、精液都可能携带梅毒螺旋体，除了经性行为传播，也可以通过口交等方式传染至口腔，如果刚好有口唇破损、口腔黏膜伤口等情况，梅毒螺旋体就能通过皮损创面进入身体。一般在无保护口交后3~6周，在唇部或口腔出现黄红至暗红色的圆形单个溃疡，不痛不痒，直径1厘米左右，伴有或不伴有颈部淋巴结肿大，提示可能感染梅毒。这时候可以通过血清学梅毒检测确诊。

五、要做什么检查，才能发现梅毒

1. 梅毒主要检测方式有两个：梅毒螺旋体血凝试验（TPHA）/梅毒螺旋体明胶颗粒凝集试验（TPPA）和快速血浆反应素试验（RPR）

TPHA/TPPA指标出现的时间比较早，特异性高，属于确诊试验。只要感染过梅毒，TPHA/TPPA阳性结果一般会伴随一生，即使已经治愈了，仍然是阳性。当然极少数非常早期的治疗可以转阴。

RPR检测的是患者血清中产生的心磷脂抗体，不是梅毒螺旋体自身的抗体。RPR的特点是出现时间晚、敏感性高、特异性低，测出来梅毒的滴度（1:X）与疾病活动度成正比。当梅毒治愈以后，RPR随之可逐渐转阴，RPR主要用于梅毒的筛查、疗效跟踪。所以这个结果是暂时性指标，代表疾病活动度。

两项化验结果如果是双阴，只能说明可能是正常的，因为感染早期也可能双阴。TPHA即使出现相对较早，也要在感染后4周才能检测得到。

> **闫医师小叮咛**
>
> ### 患上梅毒，是不是终身都有传染性
>
> 潜伏期的梅毒患者也有传染性。随着病程的延长，梅毒的传染性逐渐减小，病程超过2年以上时，梅毒的传染性会更加弱。

2. 梅毒容易被发现吗

很多人的梅毒是无意中查出的，可能是因为流产手术、怀孕分娩时，在术前检查中查出梅毒。很多人并没有明显的感觉和症状，既没有斑疹，也没有溃疡。这是因为梅毒有潜伏期，所以更要保持高度警惕，避免发生高危性行为，或者在消毒不正规的地方打耳洞、文眉等。

六、梅毒该如何治疗

1. 梅毒能治好吗

答案是：能。

常用治疗方案：长效青霉素比如苄星青霉素，一次注射2支（120万单位/支），每周注射1次，2～3次为一个疗程。

梅毒经过一个疗程的治疗，治愈率可达80%～90%，治愈后需观察2年，看看是否复发，如果复发则再进行治疗。

晚期梅毒需随访3年，甚至更长时间，第1年每3个月1次，以后每半年1次。神经梅毒治疗后3～6个月做1次检查，包括血清学及脑脊液的检查。

2. 梅毒没有正规治疗，会怎么样

治疗梅毒并不难，但是如果把二期梅毒的"梅花"疹当作普通的皮肤病来治疗，病毒就可以侵犯皮肤、黏膜、骨骼、内脏、心血管系统，数年后发生神经性梅毒，脑组织会发生病变。发生梅毒性脑膜炎、脑血管梅毒、麻痹性痴呆，对认知能力和人格变化、记忆力都有影响，有些人会有面部表情控制异常、躁狂、妄想症、智力下降、多疑等。

因此感染梅毒后，一定要注意早诊断、早治疗，千万不要讳疾忌医，同时也要洁身自好，不给梅毒可乘之机！

3. 孕妇感染了梅毒怎么办

孕妇感染梅毒后，梅毒可以通过胎盘传给胎儿，造成死胎、死产、早产和先天梅毒。孕妇发现梅毒，更要积极治疗。

一般在孕妇产检初次建卡时会进行梅毒血清学实验检查，一旦发现梅毒，需要立即治疗，一般在怀孕3个月内和7个月内进行2个疗程的治疗，在积极治疗的情况下，还是有生育正常婴儿的可能性。

除了孕期要定期随访梅毒血清学指标，在宝宝出生后，还要坚持随访2年。所以说备孕时检查梅毒这项指标还是很有必要的。很多人觉得是浪费钱，不想查，其实这是备孕最基础的检查和保障。

梅毒治疗痊愈后会再次感染吗

人体对梅毒并没有形成先天的免疫力。只有当感染梅毒时，体内有梅毒螺旋体存在才能对它产生免疫力。治疗后随着梅毒螺旋体消失，免疫力也随之消失。再遇到梅毒螺旋体时，还是会再次感染。

七、得了梅毒，生活中需要注意什么呢

1. 梅毒治疗期间，性伴侣也需要检查，一同治疗，治愈后定期复查。

2. 生活中要多加注意，避免传染给家人，早期梅毒传染性强，内裤、毛巾等私人用品单独存放，不要与他人同盆洗澡。

3. 早期梅毒传染性强，为避免传染，需要禁房事。2年以上的患者应戴避孕套加以防护。

4. 备孕期前进行必要的梅毒检测，患病期间严格避孕。妊娠后发现感染，尽早治疗。是否继续妊娠，应遵循医生建议及孕妈妈的意愿。

第七节

艾滋病（获得性免疫缺陷综合征）

12月1日是"世界艾滋病日"，全世界艾滋病患者及HIV携带者逐年攀升。

一、HIV是通过什么途径传播的

人类免疫缺陷病毒（HIV）主要存在于血液、精液、阴道分泌物和乳汁等体液中，只有这些体液发生交换，才有可能发生传染。虽然唾液、汗水、泪水

和尿液等也是体液，但是只能检出微量的HIV载量，由于数量太少，几乎不可能发生传播。

因此，HIV主要通过以下3种方式传播。

1. **性传播**。占所有传播途径的90%以上，可以发生在无保护性行为中。HIV病毒存在于精液和阴道分泌物中，性交时反复、强烈、长时间摩擦，很容易造成皮肤黏膜的细微破损，HIV趁机顺着这些破损进入身体，造成感染。

2. **血液传播**。输入含有HIV的血液或共用针具吸毒，都有可能被传染；现在输血前会进行全面检测，已经最大可能地避免血液中携带HIV。但是对于共用针具的吸毒者来说，HIV传播无法避免。

3. **母婴传播**。母亲是HIV感染者，在十月怀胎及分娩、哺乳环节中，都有可能将HIV传播给宝宝。

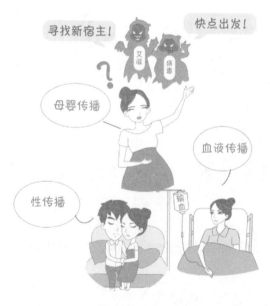

艾滋病毒的传播方式

二、接触艾滋病患者用过的东西会不会感染艾滋病

HIV十分脆弱，曝露在空气中很快会失去活性和传染性，而且对酒精及高温敏感，很容易灭活。另外，HIV在体外的生存能力极差，在桌椅、门把、扶手、卫生间、床单被物等表面不可能有HIV生存，更不可能像新冠病毒那样通过飞沫传播。因此，日常生活或工作中的接触，包括共处一室、共同搭乘交通工具、共用办公桌椅、共同就餐、共用马桶，甚至一起洗澡、游泳，都不会传染HIV。

闫医师小叮咛

为什么洗澡和游泳不会传播HIV，同房却会

同样有体液的接触，为什么洗澡和游泳不会传播HIV，而同房会传播？

首先艾滋病的发生，需要HIV数量达到一定规模，如果病毒载量很低，则不会传播。而且HIV在体外生存力很差，不能穿透完整的皮肤和黏膜。当皮肤和黏膜有了开放性伤口，比如无保护性生活时，肛门、直肠、包皮、尿道口有一些肉眼见不到的微细伤口等，才会形成病毒入侵的门户。

三、艾滋病能治好吗

在医疗并不发达的年代，一旦感染艾滋病就相当于被宣判了"死刑"，现阶段我们仍然没有攻克治愈艾滋病的难关，只能把治疗目标定位为最大限度和持久地降低病毒载量、提高生活质量、获得免疫功能重建和维持免疫功能、降低HIV相关的发病率和死亡率。

四、艾滋病患者治疗后，还会传染性伴侣吗

最新科学研究表明，HIV感染者只要通过规范的抗病毒治疗，把病毒载量

降低到检测不到的情况下，就能够保持健康，而且不会经性传播HIV。比如HIV感染者已经吃药满1年及以上，其血液HIV载量低于200拷贝/毫升，并已经维持6个月以上时，则不会通过性行为传给伴侣。

五、艾滋病这么可怕，我们怎样预防

艾滋病是一种病死率极高的严重传染病，目前还没有治愈的药物和方法，但可以预防。

1. 发生高危性行为后，无论有无泌尿或生殖系统不适，都要及时就医进行艾滋病和性病检测，尽早服用HIV阻断药物，2小时内效果最好，72小时内仍有较高成功率。无论暴露前还是暴露后用药，都要在指定医院或疾病控制中心咨询后按医嘱服用。

2. 正确使用避孕套不仅能避孕，还能减少感染艾滋病、性病的风险。

3. 避免不必要的输血、注射以及使用没有严格消毒的拔牙和美容器具等，正规使用经艾滋病病毒抗体检测后的血液和血液制品。

4. 珍爱生命、拒绝毒品，共用注射器吸毒是传播艾滋病的重要途径。

5. 洁身自爱、遵守性道德是预防经性途径传染艾滋病的根本措施。

六、与艾滋病高危人群发生了性行为后怎样补救

艾滋病目前无法治愈，但是可以在感染初期迅速服药阻断HIV。阻断药物的服用时间以72小时为临界点，越早越好。一旦确诊感染之后，需要终身用药。但是用药只能减少体内的病毒，无法完全清除。一旦患者停止接受治疗，病毒就会重新疯狂复制。我国疾病预防控制中心免费为艾滋病患者提供治疗药物。

艾滋病孕妇能生出健康宝宝吗

能！2012年到2016年期间，深圳率先启动了预防艾滋病传播工作的试点，在这里，300多位HIV阳性妈妈生下了健康宝宝。对于这类妈妈，不建议顺产分娩，产后也不要母乳喂养。

七、感染了HIV，还能活多久

艾滋病患者有免疫缺陷，容易发生机会性感染。但在不发生机会性感染的情况下，会和普通人一样长寿。所以HIV感染者若要实现长期生存，需要积极配合进行以下治疗。

1. **发现即治疗**。尽量争取在CD4+T淋巴细胞计数≥350个/微升时开始治疗，这时的免疫系统还没崩溃，可以更好地控制病情。

2. **持续治疗**。抗HIV治疗是一个长期过程，需要持之以恒，持续将体内的HIV载量控制在检测水平以下，重建免疫系统。

3. **定期随访**。在服药期间要定期随访，定期进行体检，既可以观察疗效，还可以及时发现药物不良反应。

4. **保持良好的生活习惯**。早睡早起、营养饮食、适当运动，良好的生活作息有助于免疫功能恢复，充足睡眠是养好CD4+T细胞的基础。

5. **戒烟戒酒**。HIV感染者吸烟是影响寿命的因素之一，过度饮酒除了影响服药规律性外，还会损伤肝脏、胃肠道等，而且酒精可能增加药物毒性和不良反应。

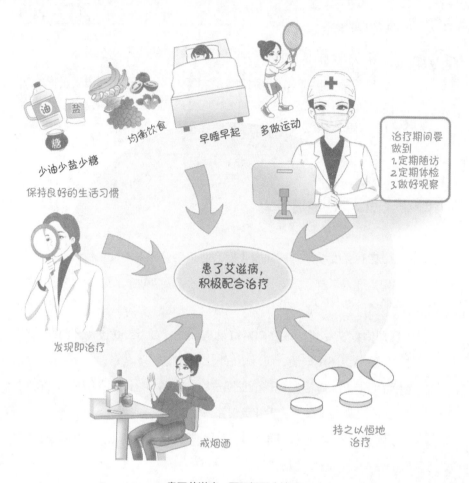

少油少盐少糖

保持良好的生活习惯

均衡饮食

早睡早起

多做运动

治疗期间要做到
1.定期随访
2.定期体检
3.做好观察

患了艾滋病，积极配合治疗

发现即治疗

戒烟酒

持之以恒地治疗

患了艾滋病，要积极配合治疗

第五章
泌尿系感染和乳腺炎

众目睽睽下，忍不住尿意，或者和朋友逛街、跟同事出差，时不时地就要找厕所。在办公室、公共场所、会议上，胸部胀痛难忍。种种尴尬的场景，让人备感羞耻却又无可奈何，而经历过这些的女性不在少数。据统计，至少有50%的女性经历过尿路感染，其中25%的女性在6个月内会复发。同样，乳腺炎也是女性常见疾病，尤其是初产妇，急性乳腺炎发病率高达2%～4%，比经产妇多1倍。

当遇到这种情况，应该怎么办呢？认真地看一下本章内容，你可能会找到答案。

第一节
泌尿系感染

有尿意时忍不住，小便时伴着灼热、刺痛、异味、淋漓不尽，刚去过厕所小便没一会儿又想去，去了又尿不出……医学上称这些症状为尿路刺激征，多见于尿路感染，好发于女性。

一、为什么女性容易出现泌尿道感染

为啥这种事总好发于女性呢？这主要和女性的生理结构有关。女性的尿道很短，只有4～5厘米，而男性大约有18厘米。再加上男性尿道口远离肛门，而女性尿道口紧邻阴道口和肛门，因此肠道细菌非常容易"串门儿"。

其次，不健康的生活作息及卫生习惯是导致泌尿道感染的主要原因。有些女性平时不爱喝水，排尿少，甚至喜欢憋尿，导致细菌滞留在膀胱里。排尿时，有99%以上的细菌会被排出体外。如果尿道短、喝水少，又喜欢憋尿、不注意卫生，细菌便会趁机"作乱"，引发膀胱炎。

此外，有些女性排尿、排便后习惯由后往前擦拭，这种做法会将阴道以及肛门附近的细菌带到尿道口，使细菌进入膀胱，引发感染。不洁的性生活也是造成女性尿路感染的重要原因之一。

另外，女性绝经后，随着雌激素水平的降低，阴道自我清洁能力也会降低，容易导致细菌滋生，引起尿路感染。

二、怀疑自己尿路感染了，需要做哪些检查

典型的尿路感染有尿路刺激征、感染中毒症状、腰部不适等，结合尿液改变和尿液细菌学检查，很容易诊断。

1. 病史询问和体格检查。

2. 尿常规、尿培养、血常规。

3. 泌尿系彩超。

4. 必要时检查泌尿系CT、MRI等。

三、尿路感染该怎么治疗

除了一般的对症治疗、多饮水及生活方式的调节等，抗菌药物治疗是尿路感染的主要治疗方式。一般优先选择喹诺酮类药物，也就是我们平时用的某某沙星

类，比如左氧氟沙星、诺氟沙星等。对于反复感染及难以治愈的炎症，除考虑是否合并有妇科炎症，最好根据条件进行尿培养及药物敏感性试验来选择敏感药物。感染不同的病原体，治疗方式也有一定差别，一定要到专业的医院就诊。

尿路感染的治疗方案（多选一，仅供参考，以临床医生建议用药为准）。

1. 西医处方

（1）呋喃妥因片每次100毫克，口服，每日3次。

（2）氧氟沙星片每次200毫克，口服，每日2次。

（3）青霉素钠注射液每次80万单位肌内注射，每日2次（皮试阴性时）。

（4）复方磺胺甲噁唑每次1.0克，口服，每日2次。

2. 中医方剂

处方1

木通6克，篇蓄15克，瞿麦15克，车前草30克，大黄6克，滑石6克，生地榆30克，栀子10克，黄柏10克，木香10克。

本方适用于膀胱湿热型，主要表现为产褥期尿急、尿痛、腰痛，伴有发热，尿混浊或黄赤，舌苔黄薄或黄腻，脉象弦数或滑数。如发热重者，加金银花30克、连翘20克、石膏20克；如有血尿者，加白茅根30克、小蓟20克、生地黄20克。水煎服，每日1剂，分2~3次服。

膀胱湿热型亦可使用下列单方或验方：①穿心莲30克、金钱草30克，水煎服；②石韦60克，水煎服；③海金沙30克、蒲公英30克，水煎服；④竹叶15克、生地黄15克、木通15克，水煎服。

处方2

知母15克，黄柏15克，山药15克，生地黄15克，泽泻15克，茯苓30克，石韦15克，蒲公英30克。

本方适合肾阴不足、湿热滞留型，主要症状有产后头晕、耳鸣、低热盗汗、咽干唇燥，同时伴有尿痛、尿急、尿频等症状，舌红苔少，脉弦细数。水煎服，每日1剂，分2~3次服。

3. 饮食疗法

（1）柿饼灯心草汤：柿饼2个、灯心草6克，加白糖适量，煎汤饮用。有清热利尿、通淋止血之功效。适用于尿道炎、膀胱炎及血尿患者。

（2）绿豆车前草汤：绿豆60克、赤小豆30克，加车前草、白糖各适量，加水煮服。有清热解毒、利尿通淋之功效。

（3）车前子豆汤：绿豆50克、黑豆50克、车前子15克，蜂蜜1匙，将车前子用纱布包好，与绿豆、黑豆共入锅中，加水适量煮至豆烂离火，弃药包，调入蜂蜜即成，吃豆饮汤。适用于小便不利、尿短急痛、腰酸腰痛患者。

注：以上处方摘自《妇产科疾病专家经典处方》（第2版）。

四、如何预防尿路感染

1. 注意个人卫生。勤洗澡、勤换内衣内裤；每次性生活前后男女双方认真清洗，性生活之后女性最好立即排尿一次；女性大便擦拭应从前往后。

2. 养成良好的生活习惯。多喝水，不久坐，多食用一些富含维生素C的蔬果；注意休息，避免过度劳累；适当锻炼，增强抵抗力。

3. 男性如包皮过长甚至包茎，应尽早手术。因为藏匿在包皮与龟头之间的包皮垢易在性生活时带入女性生殖器和尿道口。

4. 绝经期女性可在妇科医生指导下，在阴道局部使用雌激素软膏。

5. 积极处理诱发尿路感染的高危因素，如糖尿病、结石等。

第二节

乳腺炎

做母亲真的不易，经历了十月怀胎和生产的十级疼痛、剖宫产后7～8层的缝合，终于见到了朝思暮想的软萌宝贝，以为一切苦难都过去了，殊不知还有个哺乳期乳腺炎在等着你。

乳腺炎通常是由细菌感染引起的乳腺炎症。任何年龄段的女性均可患病，最常见于哺乳期女性，特别是在分娩后3个月内。由母乳喂养引起的乳腺炎称为哺乳期乳腺炎或产褥期乳腺炎。非哺乳期女性发生的乳腺炎称为非哺乳期乳腺炎，主要为导管周围乳腺炎。

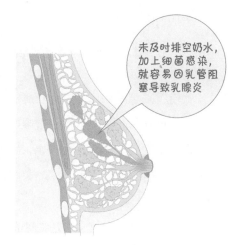

未及时排空奶水，加上细菌感染，就容易因乳管阻塞导致乳腺炎

乳腺炎

一、怎样从初期症状判断可能出现乳腺炎

1. 乳房局部疼痛，疼痛部位可能红肿和（或）发热。

2. 乳房肿胀。

3. 发热、寒战、身体疼痛。

二、乳腺炎加重会有什么症状

1. 腋窝淋巴结肿胀和疼痛。

2. 心率加快。

3. 严重的流感样症状。

4. 乳房脓肿，形成坚硬、疼痛的肿块。

三、好好的乳房为何会发炎

哺乳期乳腺炎的发生通常是由乳汁淤积和细菌感染引起。如果乳汁不能正常排空，就会引起乳汁淤积甚至感染。

一般由以下原因导致。

1. 产后妈妈担心乳房会压迫宝宝的鼻孔，在喂奶时按压乳房，导致乳汁流出不畅。

2. 宝宝含乳、吮吸方式不正确。

3. 哺乳间隔时间太长或错过喂奶，喂奶后没有及时排空乳房。

4. 经常使用同一侧乳房喂奶，导致另一侧乳汁淤积。

5. 穿着紧身上衣（胸罩），或睡觉姿势不正确导致乳房过度受压，引起乳汁淤积。

6. 细菌感染。如果乳头皲裂或溃疡，细菌就会通过乳头进入乳房引起感染。

7. 以往患过乳腺炎。

8. 营养不良、贫血或患有妊高征、妊娠糖尿病的产妇。

非哺乳期一般由乳头损伤（乳头皲裂、溃疡、穿孔）、局部外伤等导致细菌通过乳头进入乳腺导管，引起乳腺炎。特别是接近更年期的女性。

四、乳房的检查有哪些

一般来说乳房检查有4个项目，触诊、乳腺超声、钼靶检查和乳腺磁共振。

1. **触诊**。医生会先观察乳腺外形、皮肤颜色和乳头，然后触摸和按压。触诊的准确性有限，藏在乳腺深处的结节仅通过触诊未必可以摸出来。

2. **乳腺超声**。也叫彩超、B超，能够准确地发现微小的乳腺问题，检查成本较低，建议大家每年定期查1次，有不舒服随时就诊。

3. **钼靶检查**。如果乳腺超声发现了明显的问题，一定要做钼靶检查。它是诊断乳腺癌最有效可靠的方式。40岁以上建议每年进行1~2次钼靶检查。如果40岁以内乳腺超声发现了问题，也需要每年进行1~2次检查。有家族乳腺癌史的，要从35岁开始定期检查。检查时患者站在钼靶机前，两块夹板从横竖两个方向挤压乳腺，会比较疼，需要忍一忍。钼靶检查有放射线，所以对于备孕和孕期女性，非必要尽量避免检查。对于哺乳期女性，钼靶不影响哺乳，可以做。

4. **乳腺磁共振**。乳腺磁共振检查一般适用于乳腺癌高危人群。比如母亲有乳腺癌，或者有明确的乳腺癌家族史，成年后建议每1~2年做一次磁共振检查。乳腺磁共振检查建议月经刚刚结束时检查，因为磁共振受脂肪和水分含量影响大，月经前激素水平变化会导致乳腺肿胀，使磁共振检查结果看起来更严重。

闫医师小叮咛

孕期和哺乳期女性可以做磁共振吗

磁共振本身没有辐射，胎儿都可以做，但是为了使软组织检查成像效果好，往往需要注射造影剂。所以，增强的磁共振不适合孕期和哺乳期的女性。

五、乳腺超声报告怎么看

乳腺超声是最实用的检查之一，大多数人虽然没有医学知识但也可以学习如何看懂超声报告。不管超声、钼靶检查还是磁共振，正规报告中都会提到一个BI-RADS，就是乳腺系统分类的结论，从0~6一共分为7类。

0类是不完全评估，医生觉得看不清楚，需要结合其他检查一起判断。

1~3类基本上都是良性的，不要太担心。

4类以上就要小心了，4类结节有2%的概率是恶性的。

5类有95%以上的可能性是恶性的，4类和5类需要做活检或者手术来进一步明确乳房疾病的性质。

6类一般是病理结果已经确定是恶性的、用来评估病变范围的报告类型。

六、得了乳腺炎该如何治疗

乳腺炎很容易治疗，多数患者很快就能治愈。如果发现有乳腺炎症状，需要立即就诊。及时治疗能够防止感染加重，在大约2天后即可改善症状。

1. 局部治疗

（1）乳房按摩。有效的乳房按摩可以排出淤积的乳汁，刺激泌乳反射，保持乳腺管通畅，减轻乳房肿胀。但在乳房严重水肿时应避免直接按摩，要在乳腺管走行的其他无肿胀区域进行力度适当的按摩，保持乳腺管通畅。

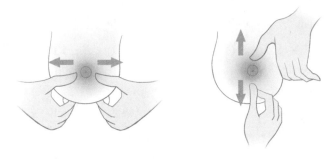

乳房按摩

（2）超声药物透入治疗。目前在国际上最新的透皮给药理论，是让药物经过完整的皮肤表面，渗入体内而发挥局部和全身治疗作用。该方法将超声波作为动力，促使药物透过皮肤。超声波可使皮肤的角质层细胞通透性增加，促进炎症吸收，具有疏通经络、活血化瘀，促进血液循环、激发受损组织再生的作用。

（3）湿敷。乳房红肿、发热不可热敷，热敷会加重炎症的疼痛，这时候最适合冷敷，建议采用5～10℃的冷毛巾冷敷。每次15分钟，每日4次以上。

或者用25%硫酸镁湿敷，每次20分钟，每日3次。或者用3%高渗盐水湿敷，每次20分钟，每日3次。

此法适用于局部皮肤红肿患者，禁用于皮肤破损处。

（4）乳头皲裂及疼痛的处理。每次排乳后以母乳或羊脂膏外涂，并注意母乳喂养时宝宝正确含接。

2. 全身治疗

（1）抗生素治疗。发病时症状较重，局部明显红肿、压痛，体温高于

38.5℃，血常规白细胞计数>12×10^9/L；乳头皲裂伴感染；或症状轻微的乳腺炎，经保守疗法（有效排出乳汁与物理治疗）24～48小时内没有改善，或是病情进展，可以服用头孢类抗生素。这类药对哺乳期妈妈是安全的，用药后能正常哺乳。

（2）对症支持治疗。如有发热，可服用对乙酰氨基酚。可用布洛芬来缓解并减轻疼痛。保持水电解质平衡，及时纠正水电解质紊乱。

3. 超声引导下的脓肿穿刺冲洗术

如果形成脓肿，建议进行超声引导下脓肿穿刺引流。此法损伤小，治愈率高。

七、乳腺炎还能喂奶吗

得了乳腺炎可以继续哺乳，哺乳有利于乳汁的排空，减轻乳腺炎症状。得了乳腺炎，奶水的颜色可能会发生变化，比如变成深黄色或者黄绿色浓稠样，咨询乳腺科专业的医生之后，如果不影响宝宝健康，可以放心哺乳。一般来讲，口服头孢类、青霉素类的药物是不影响母乳喂养的。治疗乳腺炎用药期间，可以不间断喂奶。

闫医师小叮咛

发热的时候可以喂奶吗

发热会影响母亲的身体状态，出现体力不支的状况。但是，发热并不影响母乳的质量，可以在家人的帮助下正常哺乳，同时要多注意补充水分和维生素。

八、如何预防急性乳腺炎

1. 产后及时开奶。一般建议产后在30分钟内开始喂奶。

2. 学会让宝宝以正确的方式衔接和吸吮，要含住乳头和大部分乳晕。

3. 及时排空乳房，尽可能避免涨奶。

4. 保持乳头、乳晕清洁。

5. 穿合适的文胸，最好穿专用哺乳内衣。

6. 注意休息，提高免疫力，学会自查乳房。

7. 清淡饮食、补充水分，避免油腻、辛辣食物。